国家医学中心创建经验丛书

总主编 梁廷波 黄 河

浙一路·陪你走过

陈韶华 主编

ZHEJIANG UNIVERSITY PRESS
浙江大学出版社
·杭州·

图书在版编目(CIP)数据

浙一路·陪你走过 / 陈韶华主编. — 杭州：浙江
大学出版社,2022.10
ISBN 978-7-308-23085-8

Ⅰ. ①浙… Ⅱ. ①陈… Ⅲ. ①医学—普及读物 Ⅳ.
①R—49

中国版本图书馆 CIP 数据核字(2022)第 174917 号

浙一路·陪你走过

陈韶华　主编

策　　划	张　鸽	
责任编辑	张凌静　　殷晓彤	
责任校对	陈　宇	
封面设计	周　灵	
出版发行	浙江大学出版社	
	(杭州市天目山路 148 号　邮政编码 310007)	
	(网址:http://www.zjupress.com)	
排　　版	杭州朝曦图文设计有限公司	
印　　刷	浙江省邮电印刷股份有限公司	
开　　本	710mm×1000mm　1/16	
印　　张	12	
字　　数	216 千	
版 印 次	2022 年 10 月第 1 版　2022 年 10 月第 1 次印刷	
书　　号	ISBN 978-7-308-23085-8	
定　　价	68.00 元	

浙江大学出版社市场运营中心联系方式:0571—88925591;http://zjdxcbs.tmall.com

《浙一路·陪你走过》

编委会

前　言

医学是一门和生命息息相关的学科,医院是上演悲欢离合故事最多的场合,医护是见证生命轮回最多的群体。叙事医学的创始人丽塔·卡伦教授曾写道:"医学是一种回应他人痛苦的努力。"在临床上,医务人员努力精进自己的业务;在实验室里,临床科研人员努力研发新的药物与技术,一切都是为了尽可能多拯救一个陷于病痛中的患者。"有时去治愈,常常去帮助,总是去安慰。"这是特鲁多医生的墓志铭。每一位医务人员从接触医学开始都听过不下百次这句墓志铭,然而面对生活中的种种压力,我们却偶尔会忘记"安慰",忘记在治愈他人疾病的同时亦需共情他人的痛苦,尤其是在面对我们暂无法解决的医学难题时,两者皆是"回应痛苦"。

值此浙江大学医学院附属第一医院(以下简称浙大一院)建院 75 周年之际,我们向全院所有医务工作者与医学生征集文稿,经过选稿、多轮讨论与修改,最终编成了本书。书里讲述了浙大一院陪患者走过的这一路,其中的医学故事包含了临床一线医务人员对生命的人文关怀,对患者、对疾病最朴素的情感与思考:这里有急救中心的生死时速,也有重症监护室的离合悲欢;有临床医生诊断时的按迹循踪,也有透析室里的暖心关怀;有疑难病例的扑朔迷离,也有心理咨询门诊的感同身受;有临终关怀的爱与尊严,也有器官移植的两个家庭间爱的传递;有患者的乐观向上和自强不息,也有家属的不离不弃和温暖陪伴……

本书的作者有医生、护士、医学生,故事的主角则是我们可爱可敬的患者朋友。通过医护的帮助和自己的努力，他们中的有些人恢复了健康，生活回归正轨；有些人明确了诊断，正在接受治疗；也有些人因为某些疾病的原因，不得不遗憾地离开这个世界。然而，不管他们的结局如何，我们都能透过这些朴素的文字感受到他们对生活的热爱，对恢复健康的渴望，对幸福生活的向往。

如果您在阅读到某一个故事时，心里生出了些许感动，甚至产生了一些思考，对患者多了一些共情，对医务人员的工作多了一些理解，我们编写本书的目的也就达到了。

本书在编写过程中得到了浙大一院领导和各位医务工作者、医学生的大力支持，在此表示由衷的感谢！

由于水平有限，编辑过程中难免有疏误、错漏之处，恳请读者不吝赐教，予以斧正，以求完善。

编者

2022 年 9 月

目　录

第1部分

生命的底色

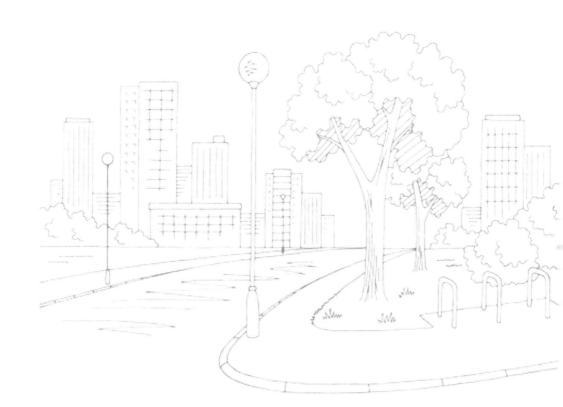

生命的底色

○ 导言 ●

2021 年的最后一个月,我在病房第一次见到戴着红色毛线帽的孟奶奶。因为她,我对生命有了更多的思考,对医生这个职业有了更深的认识,对维护医患关系也有了更多的信心。

海子说:"远方除了遥远一无所有。"我想说,生命除了生死还有太多。生命像一叶扁舟,漂浮在茫茫沧海之中,在经历了暴风雨的洗礼后,仍能迎来海上初升的太阳。

生命在闪耀中现出绚烂,在平凡中现出真实。

孟奶奶给我的冬天带来了暖阳,我要记录她的故事。

▷▷▷▷▷▷▷▷

病房里,有一个可爱的奶奶,她有着诗一般的名字,有着笑起来像月牙一样的眼睛,还常常戴着一顶红艳艳的毛线帽,我们都喊她孟奶奶。

我第一次见到孟奶奶,是在一次晚查房的时候。在病房里,孟奶奶向我们吐槽她的镇痛泵的袋子反复使用,已经用了很久,袋子外层的皮老化掉碎屑,她说背着镇痛泵袋子去楼下做 B 超,感觉很不好意思,袋子斜挎在身上,像背着一个破旧的包。我们都被她逗笑了。

积极、幽默的孟奶奶给了我一个深刻的初始印象。我查看了她的病历:结肠癌伴肝脏转移、骨转移,肿瘤分期四期。孟奶奶一直乐观面对,经历了手术切除、药物化疗、靶向治疗、抗代谢治疗等。有并发症时,就对症支持治疗;发生下肢静脉血栓,就用肝素针;白细胞计数低了,就进行升白细胞治疗;如有骨痛,就予以镇痛。我很惊讶,看她的状态,我以为她患的是一种简单的慢性病,没想到她竟然是一位晚期肿瘤患者。

因为新冠肺炎疫情，病房里很多患者请了护工阿姨。孟奶奶虽然已经80岁了，但我们每次去查房，她的身边没有任何陪护。孟奶奶和病房里其他患者、护工阿姨相处得非常融洽，他们会互相打趣、互相鼓励，关心彼此的病情。她总是笑着对我们说，谢谢隔壁床护工小赵阿姨帮她晾了毛巾、按了输液铃，很感谢他们的照顾。

过了一个周末，迎来了周一的早查房。早上阳光明媚，孟奶奶一如既往地带着笑容向我们打招呼，应该是快出院了，她正跟主任说着出院带药的事。别看她一个人，年纪又这么大，但她很有条理，什么细节都理得很清楚。胸腺肽针要开处方单，肝素钠针要给她一张注射方子，她要回到社区去注射；补钾的药家里还有，硝苯地平缓释片需要再配……她是一个不糊涂、非常独立的奶奶，我想肯定也是一个不让子女费心的奶奶。

孟奶奶一边跟医生沟通着出院带药，一边也担心自己的病情。她用手抚平衣角的皱褶，同时低头叹气道："哎，怎么就没有能治肿瘤的药呢？肿瘤和新冠肺炎都没有好的特效药。"接着，她又喃喃说道："针对乙肝病毒的药都有了，可以抑制DNA复制呢。"

我心想，这位奶奶懂得可真多呢。她又说道："我的病啊，靶向药用下去也就管个一两年，杀不死肿瘤的呢，我的骨头现在还痛。如果安安静静闭上眼睛走掉呢也好，只是我的病会痛啊……"

主管医生眼神温柔，走近她安慰道："我们尽量用药给你控制住，如果你痛的话，也有止痛药的，不用太担心。"

孟奶奶显得很豁达："我明白的，每个人终归都要走这条路的，只是希望不要那么痛……"早晨的阳光很公平地照着病房里的每个角落，丝毫没有对她吝啬，孟奶奶的脸在晨光里带着一丝微笑，也比往常多一分坚定。

隔天，孟奶奶准备出院了，她仍旧带着笑容，一再跟我们仔细核对出院要带的药，说着："哎呀，过一个礼拜又要来化疗了，也不知道药打进去有没有用。"紧接着又说道："癌细胞怎么这么厉害，这么多的药水打进去，我还是痛呢。"说着，她手扶着腰部骨转移的地方。

我心里一阵酸，躲在口罩后面的脸挤出笑容，试着鼓励、安慰她："身体吃得消的话，还是要继续治疗哦。"

孟奶奶又分享了她最近在《都市快报》上看到的一则新闻，一位59岁的胰腺癌患者发生肝转移，通过射频消融联合放化疗，最后手术切除了病灶。在孟奶奶眼里，这仿佛是用肉眼把看到的癌细胞都"切除"了。孟奶奶说的时候，眼神中闪烁着光,看得出来,她打心底里觉得这是个奇迹。

主任点点头,拍了拍她,鼓励道:"希望您也能成为奇迹!"

孟奶奶笑着摆摆手:"我都八十多岁了,还当什么奇迹,只希望不那么痛就好了。"

出院那天是阴天,我回过头看到孟奶奶戴着她那可爱的酒红色毛线帽,正自己拿着小勺子泡蛋白粉喝,喝完盖好盖子后放在一旁打包好的行李袋里,她颤颤巍巍地弯下腰去,又扶着墙壁直起身来整理其他行李,有条不紊。

动容之余,我替她折好出院小结,将其平整地放在行李袋里,拍拍她的肩膀,却说不出话来,只是内心祈祷着孟奶奶可以继续顺利地治疗下去。

后来我不由地想,如果孟奶奶可以早点发现、早点治疗该多好,她是如此积极、乐观的一个人啊。其实大多数疾病在初期是有相对较好的手段来治疗的,但当疾病悄无声息地进展到一定阶段时,可能就会失去治疗机会,无论采用什么治疗手段,收效都会显得甚微。我也深深地体会到,疾病的一级预防——病因治疗,二级预防——临床前期预防(也就是早发现、早诊断、早治疗),对每一个患者来说是多么重要。也许早一点点,结局会大有不同。

罗曼·罗兰说,世上只有一种英雄主义,就是在认清生活真相之后依然热爱生活。很庆幸的是,孟奶奶虽身患疾病,但仍能发现乐趣,积极生活。

"有时治愈,常常帮助,总是安慰。"我们对很多疾病还不够了解,我们能做的还很有限。某些疾病,也许我们倾尽所有,也终究留不住患者的生命,这常常让我们医者感到彷徨、无奈、受挫。但是,在诊治患者时,那些被他们的豁达和笑容治愈的瞬间让我们坚持了下来,在敬畏自然与生命的同时,在行医的道路上、在临床和科研中更坚定地不断进步。为了延缓疾病的发展,也为了减轻患者的痛苦,我们和患者站在同一战线上对抗疾病。

多数人在惯性思维中认为医学已经发展到一个很高的层次,因而会产生很多疑问,比如为什么不能药到病除,从而不愿意面对死亡。作为医生,我在工作中看到了失败、无奈、倦怠。当一些疾病发生在自己身上时,人们往往不愿意接受这样的现实。像孟奶奶这么通透的,是少有的。其实生命并不是只有生死,不是非黑即白的,像《人间世》提到的,医学可以呈现灰度,"我们认为生命的过程、治疗的过程比结果更加重要"。

我记得《人间世》的制片人在说一些拍摄后的感想时提到,他拍摄了如此之多的故事,拍摄了很多逝去的生命,其中令他印象最深刻的是那些仍然在努力活着、努力重新回到生活正轨上的人。我们面对生命的终点是豁达的,而顽强生存下去的意志终将不息。在生命黑白灰的底色上，永远会有一抹生机勃勃的绿色。我想，这也是生命最令人动容的一种力量，为了活着，为了更好地活着。

（王晨铃）

点评

【读者】

每个人的情感是不一样的。文中孟奶奶那样的老人经历着疾病的痛苦，但是每天依旧积极向上地面对生活。她每天把幽默与风趣带给大家，却把最痛苦的一面留给自己。这是一种值得任何一个人学习的品格。她信赖医生，每次都积极配合治疗，按时吃药。她是一个意志力坚强的人，热爱生活，更热爱生活中的每一个人。

【医学生】

"也许早一点点，结局会大有不同。"这是一种沉痛的领悟，同样也预示着希望。因为我们逐渐意识到抗击癌症最有效的武器是预防。一级预防是防患于未然；二级预防是早发现、早诊断、早治疗；三级预防才是对症治疗，防止恶化。有遗憾之处，就是我们日后努力的方向。

【医生】

从生到死是一个哲学问题，没有死亡的映衬，活着似乎也没那么珍贵。死亡是人类永恒的话题，任何人都不可能绕开它。当生命接近尾声时，每个人的表现也不太一样。人一旦被确诊"癌症"，通常会害怕甚至抑郁，然而热爱生活的孟奶奶一次又一次地与癌症和死亡抗争，也展现了她的乐观与坚韧。

在苦难中前行的人①

导言

　　我第一次听到李单（化名）的故事，是在他咨询检查报告结果的时候。一问一答之间，我感觉他很懂这个病。他离开办公室后，旁边的护士给我讲了李单的故事，说他是久病成医。我在不停的扼腕叹息中听完他的故事，当时感慨太戏剧化了，连编剧都不敢这样写。李单符合医生眼中的"模范患者家属"标准，他每次都很认真地咨询问题，一丝不苟地把囡囡历次的检查结果记录在笔记本上，严格地执行每一条医嘱和注意事项。我有一次问他："你在这里陪护，经济来源靠什么呢？"他叹了一口气："现在每个月都要来化疗，只能趁在家时接点零工做……既然囡囡找我做她的爸爸，我就得尽力，得对得起她。"

　　我是两个孩子的妈妈，知道父母对孩子的那份感情，他的这句话让我很感动，这也是我想把这个家庭经历的事情记录下来的缘起。

1. 之夏

凡伟大背后，皆是苦难。只有战胜苦难，才能活成一个伟大的人。

——罗曼·罗兰

所有的苦难与悲伤的尽头，都是行云流水般的此世光阴。

李单在 45 岁前一直都是单身，他是一个地道的庄稼汉，老实本分，农闲时到城里打点零工，靠卖苦力倒也攒了些许积蓄，通过朋友介绍认识了邻村的一个女人。这个女人身形小巧，举止规矩，说话声音不大，处处透着温柔。虽然李

---

① 本篇文章于 2021 年 3 月发表于《叙事医学》2021 年第 4 卷第 2 期。

单知道她离过婚,但他还是打心眼里喜欢,给女方家里下了聘礼,就把女人娶了过来。

世间悲喜都是相伴而生的,李单在婚后发现女人已经怀有 3 个月的身孕,善良的他决定留下孩子。婚后,夫妻恩爱有加,日子过得虽然清苦,却也有滋有味。

2. 之秋

一个人只要真正领略了平常苦难中的绝望,他就会明白,一切美化苦难的言辞是多么浮夸,一切炫耀苦难的姿态是多么做作。

——周国平

欢乐时光向来短暂。

李单第一次感到彻骨的寒冷是在医院,妻子分娩时,他被告知妻子血液中有艾滋病病毒(人类免疫缺陷病毒,human immunodeficiency virus,HIV),因为孕期没有做母婴阻断,孩子被查出 HIV 感染,他也需要马上进行化验。

李单说当他看到自己的化验单上印着"阳性"二字时,感觉像被判了死刑。可柔弱的妻子和嗷嗷待哺的女儿还需要他养,在这个巨大的灾难面前,他只允许自己黯然伤心了半个小时。

他必须振作起来,逼着自己去想该怎么应对亲戚、邻居、朋友的疑问。最关键的是,他们夫妻会很快死掉吗?孩子长大之后该怎么办?……他听说国家有免费治疗艾滋病的政策,于是前往县疾病预防控制中心(简称疾控中心)咨询。

疾控中心工作人员了解到李单的家庭情况后,给予了积极、有效的帮助,李单一家三口都吃上了免费药物。工作人员还告诉李单:"只要每天按时服用药物,就可以控制 HIV 复制,你们就能像正常人一样生活、工作。"

李单悬着的心这才放下,散落的心神也慢慢收了回来,开始没日没夜地干活挣钱。只要能挣到钱,他什么活都接,他怕万一倒下了,挣钱的来路断了,这个家也就没了。本就瘦弱的李单,身板越发单薄,但是脸上恢复了以往欢乐的笑容。

不了解实情的工友还常跟他打趣:"这家伙娶了个漂亮老婆,又生了个漂亮女儿,幸福得嘴都合不拢了。"

李单每次听到也都是笑笑,并不解释什么。在生活的泥泞里挣扎,他懂得自己的伤口没必要露给别人看,心里的苦自己知道就行了。

他听从医生的建议,定了一个闹钟提醒吃药,只要铃声一响,他就服用抗

HIV 药物。他吃的药有一个较大的副作用,即每次吃药后都会恶心,有时晚上还会做噩梦,但为了能健康地活着,为了家庭,再难受他都咬牙忍着。

生活日复一日平淡地过着,尽管是这种平凡的日子,但对他的家庭来说都是来之不易的。每个节假日,一家人都过得很有仪式感,因为他们心里知道,一家人还能整整齐齐地在一起,是命运奢侈的馈赠。

3. 之冬

无论头上是怎样的天空,我都准备着承受任何风暴。

——拜伦

尽管李单心里一百万个拒绝,但该来的还是来了。

婚后生活虽然艰辛却也幸福,妻子又为他生了一个儿子。可惜妻子没怎么上过学,不理解每天按时吃药的重要性,再加上前一段婚姻遗留的创伤后应激障碍,情绪时而正常、时而低落,吃药总是断断续续,导致母婴阻断失败,儿子也感染了 HIV,因为肺炎早夭了。

刚见到一点希望的李单,再次陷入了巨大的黑洞,顶着失去爱子的痛苦和HIV 感染者的污名,艰难地应对着生活给他出的难题。

祸不单行,在婚后第 5 年,妻子竟然得了乳腺癌,发现时癌症已经发生了骨转移,李单再一次感受到了生命的寒冷。

相依为命的结发妻子病危,李单决定倾尽全部积蓄来换妻子多活些日子,于是这个原本就在风雨中飘摇的家庭之船,再次行驶在了生活的风口浪尖上。

虽然妻子挺过了手术和 6 次化疗,但伴随化疗而来的还有脱发、贫血、皮疹、口腔溃疡、肺部感染等,最终还是撒手人寰,只留下李单和女儿相依为命。

李单送走妻子的第 12 年,女儿囡囡也开始出现反复高热。医生告诉他另一个噩耗:囡囡得了白血病。虽然不是自己的亲骨肉,但是善良的李单早已把囡囡当作了亲生女儿。

李单躲在被子里哭到天亮,最后下定决心:"既然我是她的'父亲',我就要对得起她。只要有一线希望,就算倾家荡产也要给她治病!"

4. 之春

永远不要相信苦难是值得的,苦难就是苦难,苦难不会带来成功。苦难不值得追求,磨炼意志是因为苦难无法躲开。

——余华

经过多方打听,在当地医生的介绍下,李单带着瘦弱的女儿来到浙江大学医学院附属第一医院(简称浙大一院)的免疫功能低下门诊就诊。

门诊医生仔细评估病情后,对李单说:"HIV 感染合并白血病是很常见的,通常需要 6～8 次的化疗,治疗期间评估病情变化时需要做骨髓穿刺,但对于孩子来说,骨髓穿刺会有些痛,而且化疗药有恶心、脱发的副作用,这就需要家长多点理解,多鼓励孩子,大家一起努力,争取打个胜仗!"李单听后说:"没事没事,只要能治病,做啥我们都配合。囡囡从小就懂事,有次她从电动车上摔下来,头都碰出血了,却一声不哭,很坚强!"

为了防止化疗药与抗 HIV 药之间发生相互作用,医生给囡囡更换了自费的抗病毒方案,每月的开销中仅抗病毒这一项就增加了近两千元。每天囡囡吃药时,李单都很小心地打开药瓶,盯着她把药吃下去。因为药片太大,囡囡每次吃完都皱一下眉头。然而,坐在女儿对面的李单就像吃糖一样把自己的药吃下去,吃完还意犹未尽地对着女儿吧唧吧唧嘴,仿佛他吃的是世界上最美味的食物。父女俩就这样相互依靠,过着苦中作乐的日子。

最终,囡囡经历了 8 次化疗、白细胞减少、血小板减少、重度贫血、肺部感染、肠梗阻和胰腺炎,以及 10 余次的骨髓穿刺。最近的一次复查结果显示,囡囡的身体恢复得不错,骨髓穿刺结果也很正常。医生对李单说:"囡囡的治疗效果很好,但仍要坚持每天服药,我们下一步要做的就是积极准备骨髓移植,以期取得最终胜利。"李单觉得上天还是眷顾他的,激动地流下了眼泪。

人生四季,春夏秋冬,不会总是一帆风顺。只要始终热爱生活,保有善良,坚守信念,终将抵达幸福生活的彼岸。

(曹青　贾俊君　朱彪)

点评

【读者】

人生就是这样大起大落。在病房中,每个与你擦肩而过的人可能都经历过人生的万千愁苦,就像故事中的李单,他是父亲,也是患者。作为一家之主,他肩负着养家糊口的责任,虽然生活给他出了很多难题,但他仍旧热切地爱着这个世界。都说人有两副面孔,在开心的外表下,暗涌着痛与苦的交加,遗憾与希望的共鸣。故事里的李单是一位平凡的父亲,但他的乐观、坚韧、隐忍深深地打动了我。

【医学生】

对于 HIV 感染者而言,好好吃药是一场持久战。李单和他的妻子在服药上展现了完全不同的依从性,也预示着不同的结局。其中,认知、费用、副作用、医患信任感、个体重视程度等因素都会影响治疗的依从性,进而影响诊疗效果。或许,这些因素也是我们医务人员可以努力优化的方向。

【医生】

从一个普通人的角度看,李单是不幸的,妻子因感染 HIV 早亡,儿子因感染 HIV 早夭,女儿 HIV 感染合并白血病,李单自己也被妻子传了 HIV,这本来是一个很悲伤的故事,却被李单用惊人的乐观精神和顽强的意志转变成了一个苦中作乐的故事,里面有温情的一家三口的慢时光,也有父女俩相依为命、一起吃药的快乐时光。医学不是神学,但医学赋予了我们神圣职责。作为一个每天与 HIV、肝炎病毒打交道的医生,最大的心愿就是解决患者的病痛,让他们免受社会的歧视,回归正常的生活,同时拥有一个幸福美满的家庭。目前,丙型病毒肝炎(简称丙肝)已经可以治愈,相信随着医学的快速进步,在不远的将来就能实现 HIV 可以治愈的愿望。

折翼人生①

○ **导言** ●

一天午后,我收到一条微信,是 HIV 感染者小光向我及这个世界告别的消息。消息很长,小光回忆了他短暂的一生,以及他治病的整个过程。当天傍晚,小光妈妈发短信给我说小光离开了。

文章里的林桦(化名),其实是一个群像,是这两年陆续离开这个世界的 4 个年轻的艾滋病病友的组合,他们是教小朋友弹钢琴的老师刚哥、做民宿且与我同龄的画师强哥、做国际期货贸易的操盘手小光,还有总是在病房走廊里唱歌和大笑的花少。他们都是我特殊的朋友,现在他们的父母也还与我有联系。上周二,刚哥母亲给我发信息说:"他已经去世两周年了。"在下班路上,听到《这世界那么多人》这首歌时,我突然一阵感慨。我在路边的咖啡馆里,用了 1 小时把这 4 位年轻人的故事记录了下来,而后在对此文反复修改的过程中,他们的脸总是浮现在我的眼前……

▷▷▷▷▷▷▷

1. 初识

"医生,这是我最后一次给你发信息了,我现在在床上,等死。"

发出这条信息 6 小时后,28 岁的林桦走了,去了一个没有艾滋病、淋巴瘤、发热和疼痛的地方。

看着这条信息,我的思绪回到了 2 年前初见他时。

那是我第一次在艾滋病病区值夜班,他来办公室问我:"医生,我妈给我洗衣服时划破了手,会被传染吗?"

① 本篇文章于 2022 年 3 月发表于《叙事医学》2022 年第 5 卷第 2 期。

我笑了一下："你知道它的传播途径吗？"

他倚着门框笑了，卸下了防备，说："我现在特别怕传染给周围的人。"

"其实，日常生活中，没那么容易传染别人。"我说。

在这个病区，大家都心照不宣地避免提及"艾滋病"三个字。

后来我们熟悉了，有次聊天我问他："你怎么天天挂着两个黑眼圈？"

他说："我现在失眠得厉害，晚上好怕自己死掉。我爸妈才50多岁，头发几乎全白了，可我还没做什么来孝敬他们。我总想，如果能回到过去该多好，现在后悔也来不及了。"

"其实，在这个世界上，有一种'后悔药'，医学专业术语是'暴露后阻断'，即在发生高危性行为后72小时之内开始服药，可以有效阻断HIV传播，而且越早服药，阻断效率就越高。为了保护一些特殊群体不被HIV感染，现在还有暴露前预防的药物。"

"你说的这些我都是生病以后才知道的，要是早点认识你们就好了。"林桦不无感慨地说。

2. 折翼

大学毕业后，林桦去了深圳的一家电子厂工作。因为英语好，他签了几个国外的订单，所以很受老板的器重。他凭本事挣了钱，看着自己的同学还在拼租、拼车，觉得自己像个人物了。

一年冬天，下了很大的雪，林桦回老家参加同学聚会，遇到了曾经让他心动的校花。可惜，校花已经名花有主，席间虽然言语暧昧，但是林桦发乎情、止于礼。

聚会结束后，林桦被几个同学拉到酒吧减压，出乎意料的是，竟遇到一个长得很像校花的姑娘。在酒精和各种吹捧的麻醉下，林桦有点飘飘然。

后半夜，漫天雪花里，路灯照在雪地上折射出点点金光，他戏称这是"金光大道"。他带着"校花"在闪烁着金光的雪地里走了很多路，最后去酒店开了房。

两人交往了1年，其间"校花"一遍遍地央求林桦给她买套房子。林桦觉得不妥，就跟她分开了。

5年后，他开始为那次"失控"买单。

刚开始是腹痛，做CT没发现问题。后来抽了血，还做了胃镜，发现是感染了HIV。林桦说当时有种天崩地裂的感觉。

做胃镜时，医生取了组织做病理检查。1周后，病理报告出来了，林桦才知道艾滋病还不是最坏的结果，胃淋巴瘤已经转移到了整个腹腔。最后的2年，他几乎都是在痛苦的化疗中度过的。

3. 后来

我在艾滋病病区虽然只待了半年,但和一些患者成了朋友。有一次下夜班,我又收到林桦的微信,他因咳嗽、高热来住院检查,结果是合并了腺病毒感染。

我交完班去病房看他,发现本来就高高瘦瘦的他更像一根竹竿了,因化疗变得稀疏的头发也被他剃光了。

他注意到我在看他的头,就笑着摸了摸脑袋,说:"头发掉得厉害,干脆剃了。你还不知道吧,病区里有 3 个光头,我年龄最小,他们都叫我'小光'。"

我询问了他的病情和身体状况,他都笑着回答。最后,他说:"我的病可能治不好了,这次检查发现肚子里的病灶又变大了,骨头上也有了。我现在进了一个有好多淋巴瘤病友的微信群,里面很多人的淋巴瘤都被治好了,我也想去试试。我这么年轻,只要有机会能把病治好,我都想试一试。"

我听后心里很不是滋味,似乎可以预见他的结局。我建议他不要轻信互联网上的那些广告,因为有的患者有过类似经历——乘兴而去,败兴而归。

他听后很黯然,仿佛我把他唯一的希望之光掐灭了。过了一会儿,他又咧着嘴笑道:"我妈为我花了很多钱,还贷了款。我真的不想这么早死掉,只要有一线希望,我就想去试一下。何况等我病好了,就可以挣很多钱来还债。"

我理解他求生的心情,同情他的疾病已到晚期,感慨他的家庭为此付出的巨大代价,但更怕他听信网上的假消息,被骗走来之不易的救命钱。我再三劝他不要听网上中介和"托儿"的话,安心治疗。虽然他笑着答应了,但是我感觉他其实并没有听进去。

也许是生病前的生活太顺风顺水,林桦把一生的好运气用完了,他的病情在持续恶化。病灶转移到了骨头,两条腿动不了,他只好在床上躺着,时间一长,屁股上就长了压疮。

后来,从其他患者那里我知道林桦还是去尝试了免疫疗法,花了几万元却没有获得明显的效果。为了最后一搏,他妈妈卖了房子,准备带他去另外一家"医院"做骨髓移植。在那家"医院",他们做了很多检查,花了很多钱,却一直排不上骨髓移植。他失望不已,心灰意冷地回了家,开始拒绝一切治疗,天天躺在床上忍着剧痛等死。

这个世界,有着各种美好,但也充斥着诸多诱惑和陷阱。林桦因酒精和虚荣心作祟,身体和理智失了控,感染了 HIV;又因为发现得太晚,HIV 没能得到及时、有效的控制,合并发生了胃淋巴瘤;加上化疗失败,淋巴瘤细胞在他体内疯长、转移,以至于一个年轻的生命在本该飞扬绽放的年纪只能潦草收场,早早离开这个世界。

(曹青 朱彪)

点评

【读者】

人生没有彩排,开篇就是直播,如果经不起诱惑,就会付出巨大的代价,甚至是生命的代价。守护健康,敬畏生命,漫漫人生路,从点滴做起。

【医学生】

一步错,步步错,林桦的故事令人叹惋。中国疾病预防控制中心数据显示,95%以上的 HIV 感染者是通过性途径感染的。对于年轻群体,性充满未知与诱惑,这层"禁忌"之纱与初来乍到的新奇感容易让人卸下防备。但是,现实一遍遍让人警醒:任何高危性行为的发生都犹如刀尖舔蜜。艾滋病的防控与性教育密不可分。性教育这堂课,需要家长、教师、医疗从业者一起来上。

【医生】

文中的林桦是一个很能干的小伙子,却因为缺乏医学常识,不知道安全性行为的重要性,更不知道"暴露后预防",而犯下了不可挽回的错误,酿成了个人的悲剧、家庭的悲剧。医学科普任重道远,怎样把艰涩的医学知识用通俗易懂的语言普及给百姓,值得我们每一个医生去探索。另外,作为家庭独子的林桦生了病,他的家庭就如同一座山倒了,原本收入还不错的父母为了给他看病,不仅贷款,还卖房。儿子撒手人寰后,年迈的父母则面临巨额债务和无房可住的情况,又将何去何从?因此,如何完善艾滋病患者的大病医保,也是值得我们深思的一个方面。

小莉的故事

导言

　　文章中的小莉(化名)是我在移植监护室全程参与治疗和管理的一个年轻患者。她的病情十分复杂,在监护室住院时间长,治疗难度大,最后能把她成功救回来并且顺利将她转出监护室,是那段时间我最开心的事情了。这次我把她的故事在这里写下来,也是想为这段记忆留下一个小小的纪念。

　　我做医生有七八年了,平心而论,这个职业并不轻松,对家人也亏欠很多,能够支持我继续干下去的,大概还是希望尽自己的力量,让他人得到幸福吧,仅此而已。

▷▷▷▷▷▷▷▷

　　小莉是个00后,读大学二年级,正值花一样的年纪,只是在我第一眼看到她的时候,很难把她与她的同龄人对应起来。

　　那时,我刚到移植监护室工作没多久。我第一次见到小莉时,她的状态非常差。人异常消瘦,皮包骨头,身体严重发育不良,20多岁的人看上去就像十三四岁。她的皮肤、巩膜黄染,双下肢轻度水肿,平静状态下呼吸25次/分钟,心率110次/分钟。管床护士告诉我,小莉身高150厘米,体重35千克,BMI①才15.5,属于重度营养不良。

　　小莉患的是短肠综合征。她的主管医生跟我详细地讲了所有发生在她身

---

　　①　BMI:体质指数(body mass index),是国际上常用的衡量人体胖瘦程度以及是否健康的一个指标。计算公式为 BMI＝体重(kg)÷身高的平方(m²)。正常人的 BMI 在 18.5～25kg/m²,BMI<18.5kg/m² 属于消瘦,BMI<16kg/m² 属于重度营养不良。

上的事情。小莉是一个医学生,热爱生活,每天努力学习,怀揣梦想——要成为一名以救死扶伤为己任的好医生。一切的转折点发生在 2 年前冬天的那个晚上。那天下晚自习后,她肚子饿,吃了一碗泡面。结果当天深夜就出现发热、腹痛的症状,同寝室同学赶紧将她送到了医院。急诊 CT 提示绞窄性肠梗阻改变,医生马上给她做了急诊剖腹探查手术,术中探查发现绝大部分小肠出现缺血坏死性改变,坏死小肠的范围从屈氏韧带开始至回盲部为止,最后外科医生手术切除了坏死的小肠。手术后,她就成为一个短肠人——她残留的小肠长度不到 50 厘米。小肠的长度不够,就没有办法帮助她吸收营养物质,因此小莉无法经口进食,每天都靠静脉输注肠外营养来维持生命。长期使用肠外营养又造成她身体出现一系列并发症,包括营养不良、水电解质紊乱、脂肪肝、胆囊结石、血糖水平异常等。小莉告诉我,自从生病以后,她已经好久没有好好吃东西了,她现在的梦想是早上起床可以吃一碗热腾腾的武汉热干面。

为了治疗她的病,她的父母带着她跑遍了全国各大医院,找了各种专家咨询,尝试了很多种方法都没有效果。这次她来这里,是为了做小肠移植,这是目前已知的唯一可以让她获益的治疗手段。

我们安慰她不要害怕,然后开始制定治疗方案,包括完善各种相关术前检查、改善营养状态、控制肺部及肠道感染、调节水电解质平衡、保护肝肾功能等,同时让她耐心等待手术通知。

终于到了做小肠移植手术的那一天。所谓小肠移植,简单地说,就是把别人捐献的一段小肠移植到患者身体里面。这个手术难度很高、很复杂,术中需要吻合肠道、动脉以及静脉,视术中情况,甚至还需要做血管架桥、胰胃吻合、胆肠吻合、肠造瘘等复杂操作,因此全世界每年做不了几例。那天早上 7 点,她就被送进手术室,手术时间长达 12 小时,当她回到监护室时已经是晚上了。幸运的是,整个手术很顺利,术中没有出现严重并发症。万里长征迈出了第一步,接下来我们的任务是术后的综合治疗,包括抗感染治疗、抗排异治疗、营养支持治疗、疼痛管理、心理疏导等,最终目标是使小莉尽早离开监护室。

小莉的身体开始慢慢恢复。在术后第 2 天,已拔除气管插管。我们每天早晚都去查房,询问她的各种症状、体征,包括体温高低、有无腹痛、肠道有无排气等。我们会定期给她复查血常规、肝肾功能、电解质、血 FK506 浓度等,复查腹部超声、肺部 CT、全腹增强 CT 等,定期经造瘘口行肠镜检查,每天记录她的胃管、造瘘口以及腹部各引流管中引流液的量、性状。我们也定期进行手术切口换药及造瘘口护理。此外,我们还经常开展 MDT(多学科诊疗团队)讨论,讨论她的病情变化以及下一步治疗方案。小莉很坚强,非常积极地配合治疗,每天都会及时、准确地给我们各种反馈。后来,她稍微有点体力了,就开始每天接受康复锻炼,也慢慢适应了监护室里的环境,每天有空还会看看电视、看看书。

小莉的身体状况一天比一天好。她的感染在抗生素的作用下基本得到控制,营养状况得到改善,体力逐渐恢复,血 FK506 浓度也基本稳定。术后 2 周,我们给她拔除了胃管。术后 4 周,她可以开始进食流质食物了。还记得我们告诉她"今天可以开始喝米汤"的时候,她激动地哭了,因为她已经好几年没有吃东西了。术后 6 周,她的病情平稳,可以离开监护室,转回普通病房了。我还记得,要转出去那天,小莉非常开心,跟我讲了好多以后的规划。她说要好好恢复身体,争取能够早点离开医院。因为生病、看病,自己已经浪费了很多时间,所以她想早点回到学校,努力学习,完成自己的学业,争取顺利毕业。她还想跟同学、朋友一起去旅行,她还要谈恋爱、工作,带着爸爸妈妈到处去吃好吃的……总之,她还要去做好多好多事情。我告诉她,别着急,一件一件去做,一定都能来得及。

我是一个监护室医生,每天送到监护室的患者都是危重患者,这里有太多的生离死别,太多的无可奈何,太多的心有不甘。所以,能够让所有像小莉一样的患者通过治疗好转后顺利转回普通病房,是我最欣慰的事情。她离开监护室那天,我认认真真地书写转出记录,仔仔细细地跟普通病房她的主管医生交接班,叮嘱了很多注意事项,也算是我这段时间工作的一个小结吧。

离开监护室以后,我就很少能看到小莉或听到小莉的事了,毕竟我还在监护室,还有很多危重患者需要我的帮助。而她在监护室的治疗已经告一段落,后面还需要接受其他治疗。后来偶尔能从同事那里听到一些她的事情,知道她恢复得不错。偶尔早晚上下班的时候能在病房走廊里看到她在妈妈的搀扶下散步,脸上洋溢着笑容,笑容里满溢着对生命的热爱和青春的活力。

我常常会想,我当年学医的初心究竟是什么呢?大概还是想尽自己微不足道的一点力量去帮助别人,哪怕只是一个也好,我希望可以让更多像小莉这样的孩子微笑着离开医院,去开启自己全新的人生。

(沈世超)

点评

【读者】

医院是一个既充满喜悦，又悲伤不断的场所。医学是不确定科学，一个故事开了头，有时不一定能猜到它的结局。小莉的故事让人动容，这应该就是医学的魅力所在吧。

【医学生】

小肠移植是解决不可逆性肠功能衰竭最理想和最有效的方法，但术前准备、术中和术后护理都是挑战。小肠移植手术的进展在不断打破传统手术的限制，为患者带来福音。我在学医过程中常常产生无力感，有时觉得我学到的知识只是冰山一角，还有无数的未知可能没有答案。但我逐渐相信，这种无力感会转化成无尽的动力，让我们去努力，让未来的"小莉"们恢复健康。

【医生】

在医学技术蓬勃发展的今天，我们已经能救治更多的患者。此生有幸成为医务工作者，在助人幸福的同时，我的人生也有了别样的精彩，可以为患者在他/她的某个生命阶段帮一把。但是，有时作为医生，却更能感受到医学的边界和无力。我时常想起阿图·葛文德在《最好的告别》中写的一句话："事实证明，救治失败并不是医学的无能，而是对生命进程的尊重。"有时候，让我们成长的不止年岁，还有一个个患者，是他们教会我们珍惜时光，珍惜身边的人。

天空之城①

◦ **导言** ◦

在急诊科轮转半年,给我印象深刻的就是一位位独自就诊的老年患者。本文是急诊科孤独老人的群像集合。从王阿姨的身上我们可以看到很多有着类似经历的独居老人,他们或坚强或软弱,或乐观或失意,或慈祥或倔强,他们是生活在我们周围的爷爷奶奶、大伯大妈,也是我们将来可能变成的模样。我希望能借此文章,纪念一下那些急诊室里孤独逝去的老人。

下午值班时,我收到一条微信,是已故王阿姨的儿子用他母亲的手机发给我的。微信内容是他弹奏的钢琴曲《天空之城》,主题是追思母亲,愿天堂没有痛苦,同时感谢我予以他母亲最后的陪伴。原来,王阿姨习惯在手机上记日记,小儿子在美国生活,此次回国参加母亲的葬礼,通过王阿姨的日记知道了我。伴随着悠扬、哀婉的琴声,我的思绪慢慢展开,回到了 3 个月前,我在急诊值班时初次见到王阿姨的场景。

第一次相遇

凌晨 5 点左右,一位瘦小的阿婆走进了急诊间。她身上挂着一个硕大的黑包,花白的齐肩短发用黑色发夹别在耳后,灰色的 T 恤和淡蓝色牛仔裤虽然都洗褪了色,却很整洁。我看了一下分诊信息,知道了她姓王,84 岁,丧偶。她安静地坐在我对面,神态安详、眼神坚定。

---

① 本篇文章于 2022 年 5 月发表于《叙事医学》2022 年第 5 卷第 3 期。

通过交谈,我了解到她连续4天都是凌晨1点左右开始胸闷,前3次是在家门口的医院就诊,抽血化验、做心电图,结果都没问题。那天凌晨,她再次感到胸闷,于是就想到大医院来看看。

我问她怎么没家属陪着,她说老伴去世了,4个儿子各自有家庭,小儿子在美国一所大学做教授。她提起儿子的时候充满了自豪,只有些许的孤独从眼底一闪而过。"不想给他们增加负担,我一个人住!"

她的背包里装着她的全部家当——房产证、户口本、身份证、银行卡和医保卡。"医生,我想全面检查一下,要是你觉得我不适合一个人住了,我就去住养老院。"

通过问诊,我了解到她这一生几乎都在和病魔做斗争——35岁时,淋巴瘤化疗;52岁时,乳腺癌手术切除;57岁时,又得了甲状腺癌,随即又患上了高血压、糖尿病;79岁时,大便带血,肠镜活检提示直肠癌;手术切除2年后,直肠癌复发;现在已经转移到了肝脏和髋关节……

即使是讲述这么沉重的话题,王阿姨眼里依旧闪着光。我看着她,就像看到了一位久经沙场的巾帼英雄。我内心不禁开始佩服她的毅力和坚强。

我开了相关的检查单,考虑到王阿姨年纪大,我让住院医师推着轮椅,协助她完成各项检查。1小时后,检查有了结果,抽血检验的结果正常,但心电图提示有"房颤",心脏超声提示有"左心耳附壁血栓"。

我解释完检查结果后叮嘱她:"如果您前面几次去医院做心电图都没有发现房颤,那么估计是阵发性的。但是您的心脏里有血栓,血管栓塞的危险是随时都存在的。"

我让她白天一定要去心血管内科就诊,做个24小时动态心电图。如果是房颤,那么需要服用华法林,还需要定期监测凝血功能,万一心脏里的血栓脱落了,还会导致脑梗死……她一直在点头,但不知听进去了多少。

临别前,我拉着她的手说:"阿姨,您不能再一个人住了,哪怕找个保姆也行。"她犹豫了一下,应和道:"谢谢医生,我和儿子们商量商量。"

在快要走到门口时,她忽然调转回来,从背包里翻出手机,说要加我的微信,万一将来她的身体不舒服了,可以随时问我。我因为工作原因,常年不在父母身边,特别理解老人独自看病的难处,所以我在工作中对老年患者一向有求必应。我通过了她的微信好友验证,后来也经常在微信里解答她的问题。

第二天早晨8点,我下夜班,看到王阿姨靠在走廊里的候诊椅上,嘴巴半张着睡着了。周围人声嘈杂,她却睡得很香。

第二次相遇

再次见到王阿姨，是 2 周前的夜班，她躺在急诊抢救室。

缘起是凌晨 2 点，王阿姨觉得左边头和脸都有点发麻，她觉得是老毛病，吃了一颗安眠药就继续睡了。早晨起床后她去菜场买菜，感觉左侧胳膊和腿有点不听使唤，但她以为这是安眠药的副作用，回到家又睡了一觉。再醒来时，她发现左侧的胳膊和腿完全动不了了，就赶紧打 120 电话，当她被送到医院时，已经是当天下午 3 点了。

经验丰富的急诊科同事马上给她完善了一系列检查。急诊头颅 CT 平扫提示：右侧半卵圆中心腔隙性脑梗死灶考虑，右侧大脑半球梗死灶，附见老年性脑改变。肺部 CT 提示：肺气肿，双肺散在炎症，两侧胸膜增厚，两侧胸腔积液伴双下肺萎陷；附见胸廓诸骨多发转移瘤考虑。粪便常规提示：隐血＋＋＋＋。血常规显示血红蛋白仅有 46g/L（重度贫血）。

通常情况下，脑梗死发作在 6 小时内，可考虑行静脉溶栓。但可惜的是，王阿姨从开始脸麻到就医已经过去 13 小时。由于她直肠癌复发，大便隐血阳性、重度贫血，不排除有活动性出血的可能，不能用抗凝药物，只能口服阿托伐他汀片，同时给予营养脑神经药物、补充液体避免颅内低灌注、维持血压、抑酸护胃、输注红细胞纠正贫血等对症处理。

我在给王阿姨做体格检查时，发现她虽然意识清楚，但言语含糊，查体已不能完全配合；左侧鼻唇沟变浅，伸舌左偏，左侧上下肢肌力都是 0 级，右上肢肌力 5 级，右下肢肌力 3～4 级。

在我值班的 8 小时内，负责照顾王阿姨的只有 1 个护工。下班前，我去病床边看她。她认出了我，眼神依旧透露着坚毅，却没了第一次见到时的神采。她伸出还能动的右手，想要拉我。我凑近了些，听见她努力地发出清晰的音节，但还是说得很慢、很含糊……从那些支离破碎的言语里，我听出她是在感谢我这些天在微信里给她答复各种疑问。

最后一次见面

1 周前，我又一次到急诊抢救室值夜班。

白班医生在床旁交班时，说 5 天前趁护工打盹，王阿姨自行吃了两口小米粥出现呛咳，发生吸入性肺炎，复查 CT 发现双肺感染进一步加重，两侧胸腔积液也增多了。

我走到病床前，看到王阿姨呼吸浅快，输送到她肺组织中的氧气正在减少。此时，她已经被严格禁食、禁水，左侧的鼻孔里有一根直接通到空肠里的营养管，一日三餐都是靠护工往这根管子里打营养液解决。她一天中清醒的时间不多，我站在她床边时，她刚好睁开了眼睛，但没有和我对视。我发现她的眼睛更加暗淡无神了。

管床护士说她最近情绪很低落，从不主动说话交流。晚上 6 点，她的体温 39.3℃，心率 143 次/分，血压 88/48mmHg，指尖血氧饱和度 88%。

我快速浏览了她的病历，发现她当天的液体入量比较少，于是给她做了血培养、补充液体等对症处理，并将双鼻导管改成了文丘里面罩吸氧后，血氧饱和度升到了 94%。

那天晚上，急诊抢救室异常忙碌。深夜 12 点左右，护士快速地对我报告说："23 床血氧饱和度又掉了。"我心里微微一惊，因为 23 床患者就是王阿姨！

我疾速来到 23 床床边，匆匆扫了一眼监护仪器，血氧饱和度波动在 84% 左右，血压 78/47mmHg，心率从 140 次/分钟降到了 45 次/分钟左右，于是改氧袋面罩吸氧，可是指尖血氧饱和度和心率还是进一步下降。

"快！准备气管插管！心肺复苏！联系家属！……"

说时迟那时快，训练有素的护士已经把抢救车推了过来，此时早已有另外一名护士在做心脏按压，我们医疗组组长开始气管插管。护工在旁边站着，大声说："给家属打过电话了，她的大儿子已经从家里赶过来了！"

抢救患者的戏码每天都在急诊发生，但对于王阿姨，一个和病魔正面对抗那么多次，最终发展到直肠癌肝转移、骨转移，脑梗死导致左侧肢体偏瘫，肺部感染的患者，一个 84 岁的阿婆……我的内心实在不想让她再经历这场心肺复苏的抢救流程。但是在家属来到医院前，在家属没有签字放弃抢救之前，医生和护士只有全力投入这一场预后不佳的抢救中。

当大儿子赶到抢救室时，我出去和他谈话。面前的大伯头发灰白，可能因为赶时间，发丝有点凌乱。他戴着金色框边的眼镜，像一位饱读诗书的学者，眉宇间透出紧张，问道："我母亲情况怎么样了？"

我简单地说明了王阿姨的病情和预后，他似乎心里早有预期，镇静地说："我们兄弟几个商量过了，不要抢救了，就让妈妈安安静静地走吧，该签的字我签掉！"

组长宣布了临床死亡，一切都结束了。王阿姨平静地躺在床上，胸廓再没有一丝起伏。我恍然想起初次见面时对她的印象，此刻我觉得她是一名战士，最终死在了与病魔鏖战多年的沙场上。

林语堂曾写过："孤独两个字拆开,有孩童,有瓜果,有小犬,有蚊蝇,足以撑起一个盛夏傍晚的巷子口,人情味十足。稚儿擎瓜柳蓬下,细犬逐蝶深巷中。人间繁华多笑语,唯我空余两鬓风。孩童、水果、猫狗、飞蝇当然热闹,可都与你无关,这就叫孤独。"

《天空之城》的音乐结束,我的思绪也回到了现实,王阿姨的小儿子从美国回来奔丧,想必其他三个儿子也出席了她的葬礼。遗憾的是,王阿姨在这个世界上的最后一段日子,只有护工陪在身边。

《中国家庭发展报告(2015 年)》指出,空巢老人约占老年人总数的一半,其中独居老年人占老年人总数的近 10%。老年空巢家庭多由子女外出求学、工作或结婚远离家乡所致。身体老化、功能衰退,以及配偶丧失、儿女不愿尽孝、经济条件限制、心理问题等,这些都严重威胁着老年人的日常生活。另外,由于老年人的身体活动能力较差,当面对突发危险时,他们往往难以做到有效自救。

之前有报道,某地一名报纸投递员发现一位 88 岁的独居老人连续 4 天没取报纸,于是赶紧联系老人的儿女和社区,当大家赶到进门时,发现老人因癫痫发作已经生命垂危。还有一个"独居老人家中摔倒,4 天靠敲盆获救"的事件也触动了人们的心弦。

希望社会对空巢/独居老人这一特殊群体多些照顾和政策倾斜,比如养老保险、社区养老、医养机构、心理疏导和精神关怀等,让每一位老人都能愉快地安度晚年,不仅"自助养老",而且可以"自治享老"。

（曹青　彭志泽　贾俊君）

点评

【读者】

亲爱的医生,你对这些老人的关注与关爱,让"医生"这两个字更加有温度。现在去医院独自看病的老年人越来越多,医院里很多电子化的流程让老年人几乎望而却步,希望医院里的医务工作者能多给老年人一些耐心和照顾。上次,我母亲预约了晚上九点半的磁共振检查,却在下午一点钟接到电话通知她下午两点半做,原因是她是老年人,怕晚上不方便,给她提前到下午做。这一个小小的举动温暖了患者和家属的心,感谢有你们这样的"中国好医生"!

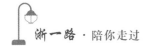
【医学生】

急诊室的时间与空间是被高度浓缩的——每分每秒似乎都在迸发无数危机与转机;每个医疗决策都是医护人员高速运转、厚积薄发的结果;一张张病床压缩了老人们人生故事的终章;人来人往,折射出社会与时代的缩影。在逐渐老龄化的社会,王奶奶是典型的上一辈人,无比坚韧、克制,一生都在奉献,万事儿女为先。这份孤独,即使再苦,他们都独自承受。"老吾老以及人之老",但愿急诊室少一些孤独逝去的老人。

【医生】

《心术》中的霍思邈说:"我有两把刀,一把用来拯救患者的生命,一把用来剖析自我的心灵。"医生不仅治病救人,而且也要对日常工作中遇到的问题进行反思,提出解决方法或建议。随着社会老龄化,空巢家庭越来越多,孤寡老人的就医难题已经摆在了我们的面前,这也是我们自己在一二十年后即将面对的问题——当独立、自助的生活不能再维持时,我们该怎么办?医院需要进一步优化老人的就医流程,建立老年人就诊便利通道,完善诊间结算及电话、互联网、现场预约等多种预约挂号方式,设立"老年人优先""老年人就诊绿色通道""老年患者就诊爱心帮扶志愿者服务"等,导诊护士也可根据老年人的实际情况,为老年人就医提供针对性的便利措施。另外,在我国医疗环境和法律条例下,如果患者和家属不放弃抢救,那么医生一般会默认抢救到底,但有时"抢救"并不是生命临终时的唯一选择。让患者有尊严、安静地离去,也是一种选择。

生命的升华——致敬王美英

● 导　言 ●

　　本科时,每当上解剖课,我既激动,又害怕。我被那浓重的福尔马林气味熏得直流眼泪。那是我第一次接触大体老师——那种颜色、那种状态的尸体。老师说:"你们要好好爱护大体老师,像对待活人一样对待他(她),不能损坏神经、肌肉、血管,因为还有很多学生要用的。"没错,囿于传统观念,人们对捐献遗体供解剖之用还是不太能接受。

　　作为一名医生,常常会见证死亡,其中有不少患者让我终生难忘。而从医 30 多年,王美英是唯一一位直接由我亲手送到医学院解剖室的死亡患者。她生前要捐献遗体的决心坚定而无畏,而我除了敬意,只有无助,尽管我是多么想挽救她。十几年过去了,我一直记着她,也一直后悔当时为什么没有想着走进她的内心,追寻她的心路历程。她是一个很普通的人。也许正因为普通,我才更敬佩她、感谢她。而现在,允许我以此文深深地怀念她!

　　我是相信存在"心灵感应"的,就说王美英吧。

　　这是好些年前的事情了。

　　那天下午,我正坐在医生办公室里修改病历。那时候的病历还是手写的,遇上哪位医生的字写得潦草,还真的需要细细辨认一番——突然,我毫无来由地想起了王美英,心里思忖着:不知道她现在怎么样了。

　　王美英是谁?

　　她虽然和我同姓,但不是我的亲戚。她是我曾经的一位患者,初见时有 60多岁,退休前好像是一名会计。她患类风湿性关节炎十多年且已累及肺部,那一次住院是因为呼吸困难。她在住院期间，接受糖皮质激素以及抗感染、氧疗等治疗后，呼吸衰竭症状得到了明显缓解。记得出院时，她说激素有副作用，因而拒绝带口服药物回家维持治疗——也可能就是因为这个，所以我记住她了吧。

没想到几天之后，她竟然再次住进了我们的病房。从住院医师采集的病史中我得知，此时距她上次在我院住院已经一年多了。

她的呼吸很急促，戴着氧气面罩，氧流量开到 10 升/分钟，偶尔说话时拿下氧气面罩，血氧饱和度就掉到 85％ 以下。查房时，我问她过去这一年多的情况。她费力地说这一年多也没少住院，病情反复，而且逐渐加重。想着几天前我莫名其妙地想到她一事，就多问了一句："那为什么没再来我们医院了？"她停顿了好一会儿。看她犹疑的样子，我马上加了一句："不想说就不说了，没关系的。"她抬起疲惫的眼睛，好似下定决心地说："你们的技术是好的，但太'凶'了。"

病房里有 3 张床，王美英住在靠窗的那张。她的声音虽然不大，但旁边的其他患者和家属都听到了。他们都善意地笑了起来，并且打趣说："哎呀，他们说话多耐心、多温柔啊，怎么会凶呢？"王美英断断续续地说。她当时不想用药（激素），医生替她着急，语气有些强硬，以致她一半是害怕、一半是不好意思再来。这一年多来，她住过好几家医院，这次实在是病情危重，药物反应也差了，那里的医生就说："你还是回浙大一院去吧。"于是，她就又来了。

闻此，我心里难过。

很多时候，我们把"权威""治疗必须""是为你好"等理由强加给患者，却忘了患者也是有思想的人。虽然因为专业知识不足甚至缺乏，他们有些想法和做法显得无知、可笑，但这个不怕，我们不需要患者和家属成为这个领域的专家，虽然他们的想法和做法有时候会让医生很抓狂，也很难共情，比如急性心肌梗死，那是有抢救"黄金时间"的——错过这个时间段，心肌损伤将不可逆转，甚至连命都不保，但有些家属在紧要关头却还要打电话咨询别人，等谁谁谁来再拍板——医生急火攻心也没有用。还有支气管哮喘，很多患者因为吸入药物含有激素，就随便减药停药。殊不知，哮喘也是一种致命性疾病，而治疗吸入的激素剂量小（微克），全身副作用轻（局部吸入），想一想这个"性价比"就知道该如何选择了吧。其实不然，有些患者依着自己的性子来，依从性很差——在门诊时遇上这样的患者，我往往会很绝望。

类似的例子有很多，但王美英不是这样的患者。她有文化，也能沟通，还有十几年的治病经验和体会。在她的身上,医患双方的沟通交流似乎不存在什么大的问题,但为什么她竟然到了"害怕"我们的程度? 我们只是缺少耐心吗? 不,我们一定还缺少了什么更重要的东西。

在她住院期间,我们多次请风湿免疫科会诊。除患有类风湿性关节炎外,王美英还患有干燥综合征。为此,我们一起商量讨论,不断优化治疗方案。然而,随着呼吸衰竭、心力衰竭(肺源性心脏病)持续进展,大剂量糖皮质激素的使用,还出现了口腔黏膜念珠菌感染、夜间兴奋失眠、消化道出血、肺部感染(卡氏肺孢子菌肺炎)等并发症。每一次需要签字告病危,我们除了常规地说"患者家属,请来一下"外,都当面告知王美英。虽然很多时候她说不了话,只是默默地点点头,但我们知道那是她需要的。

可惜,回天乏术。她自知时日无多,多次表达捐献遗体的意愿。我们以前没有这方面的经验,后来联系到浙江大学医学院湖滨校区解剖教研室,领取了一份《遗体捐赠登记表》。我扶着她的手臂,协助她在签字栏中签下了自己的姓名,并办妥了一切相关手续。她因疲倦而失神的眼睛睁大了,因缺氧而发紫的嘴唇坚毅地抿着……最后,那天下午 1:55,王美英的呼吸逐渐减弱,心率逐渐减慢,我们组织进行了抢救,虽然知道那是徒劳的。3:30,"宣告死亡"。浙江大学医学院派了专车专人来到医院,我们一行人站在床前,向王美英的遗体鞠躬默哀,随后灵车载上她直奔学校的解剖教研室。

如今,她已去世多年,我一直记着她,想着她突破世俗的行动需要多大的勇气和智慧,心中油然升起无限的敬意。就像我们在病程录中所记载的:"根据其意愿认真做好遗体自愿捐献工作并向其表达崇高敬意。""加强对患者的关心和爱护,以表敬意。"这些都是我们的肺腑之言。

为医多年,我救治了无数患者,也目睹了诸多死亡。我想我们都应该怀有一颗悲悯、善良、仁爱的心,尽己所能,善待生命,也善待死亡。

我甚至想,那天下午我想起王美英的瞬间,是不是就是她动念想要再来浙大一院的时刻? 我与她,终究是有缘的。十几年过去了,我依然会经常想起她。只是遗憾当年没有现如今的肺移植技术,否则,我们的缘分会更持久一些。

致敬,大体老师王美英!

(王雪芬)

点评

【读者】

十几年的岁月荣华,换来的是那一幕幕涌上心头的思念。文中的医生对王美英的思念之情让人动容。文中的医生会在工作和生活中时不时地想起这位老患者,因王美英的一句"你们的技术是好的,但太'凶'了"而反思,追问为什么医生会让患者"竟然到了'害怕'我们的程度?我们只是缺少耐心吗?不,我们一定还缺少了什么更重要的东西"。让我生出敬意的是,王美英竟然表达了捐献遗体的意愿,这是多么有勇气、多么开明的一位老太太,在生命垂危时刻,竟然还想着"死后"能帮助他人。王美英是伟大的,致敬大体老师王美英!

【医学生】

解剖学是医学生最重要的一课。医学生学习解剖学不仅仅在于掌握人体结构的基本知识,更在于体会生命的深刻内涵。在接触大体老师后,医学生的职业生涯才徐徐展开。王美英自愿捐献遗体,以促进医学事业与研究的发展,让人肃然起敬!

【医生】

医学是一门科学,也是一门艺术。温暖的目光、同情的语言和理解的态度,予以患者的力量可能超越外科医生的手术刀和药剂师的药物。同时,患者也是医者的老师,我们的大体老师们用无声的课堂给一代代医学生普及解剖知识。

生命的流速

○ **导言** ●

　　人一辈子能有几个"3个月"？每一个"3个月"都能产生无限的可能，你在其中所做的任何一个选择，你所踏出的任何一步，都会带来命运的巨变，会将你引向不同的未来。

　　这篇印象故事讲述了晚期胰腺癌患者老方在3个月内的种种选择。看着他的结局，我们不禁思考，假如老方在发现症状时及时去医院检查，假如老方耐受了化疗的副作用，假如……可是没有假如。

　　作为这个故事的主角，老方不是一个特例，而是无数人的缩影。生命不像月光宝盒一般有无数次重启的机会，请重视人生的每一次选择。

▷▷▷▷▷▷▷

　　阳光明媚的春日，在四月的一个午后，退休公务员老方在家里独自看着电视。一个人在家，要是没有电视机的声音，就太寂寞了。老伴的黑白色照片就放在书架上，远远看去，依稀可以看到她熟悉的笑容。她走后，波澜不惊的岁月就这样一天一天过去，不知不觉也七八年了。

　　老方突然觉得肚子隐隐有点胀痛，于是他关掉电视机，从沙发上站了起来。小京巴豆豆抬起了头，疑惑地看了看主人，似在询问："你怎么了？"豆豆是女儿去年送给老方的。养了段日子后，豆豆就跟自家的小孩子一样，挺懂事的。

　　老方从屋这头踱步到了屋那头，豆豆机灵的目光也从这头跟到了那头。"去趟医院，又停车又排队的，太麻烦！"老方坐下来揉揉肚子，豆豆也跟着趴下了。

　　傍晚，老方带着豆豆出去溜达，跟邻居唠了会嗑，注意力一分散，好像把肚子痛这件事给忘了。但是，到了夜间，老方躺到床上之后，他发现怎么躺都不舒服,肚子里硌得慌。"明天得去看看了。"老方边想着边关了灯。家边上的街道卫生院没多远,简单配个药还算方便。

一夜寂静。

隔天,老方一个人去了家边上的卫生院。

"老方,这是治胃溃疡的药,一个疗程的量,要是还没好,得去大医院看啊!"周医生是老方的牌友,负责地叮嘱他。老方在边上戴上老花眼镜,逐行看着说明书。"嗯,都是些助消化的药,胃溃疡是老毛病了,以前就犯过。"

端午节,老方的子女带着孙子、孙女来吃饭。吃饭前,儿子方勇(化名)一看老方在吃药,眼疾手快地把药盒抢了过去,还问怎么回事。老方不得不把自己肚子胀痛的情况告诉了儿子。原来,老方吃了周医生给开的药之后,腹痛的症状并没有明显好转,但是他怕去医院给子女添麻烦,于是自己在药店里随便买了一些非处方药,试着又吃了几周。

方勇和妹妹方莹(化名)赶忙请了半天假,拉着老方去了当地的县医院。

就诊时,方勇跟当班的叶医生说:"我老爸不容易,有事老一个人扛着。5年前,有一天晚上突然晕了一下,也没当回事。后来,我们逼着他去医院急诊检查,才知道是脑梗,但错过了最佳的治疗时机,留下了后遗症,现在走路还有点不稳呢。麻烦这次给他查仔细点,我们家属都会配合的。"

"他需要做个腹部CT,最近有明显消瘦吗?"医生的问话让方勇心里咯噔一下,老爸这个月说了两次皮带有点松,让他另外给打个眼呢!自己工作不轻松,常常半个月才去看他一次,每次也陪不了多少时间,没注意老人瘦了没有。"唉!太疏忽了。"

全腹部CT检查结果很快出来了:胰腺占位,性质待查。在手机上看到结果后,方勇立刻去找叶医生,他隐隐约约有点明白,这不是好兆头。

到了医生办公室,叶医生说:"来得正好,刚在看患者的检查结果呢。"

方勇有点蒙,电脑上黑白的图像他看不懂,但是一个略圆形的包块被医生用鼠标指着,还是看得出来的。

"胰腺肿瘤,有附近组织的转移,估计是不能开刀了。"叶医生的话带着些穿透力,让方勇一阵寒战。

"胰腺肿瘤手术是肝胆胰外科最大的手术,你老爸这个情况,再加上这么大的年纪,要手术怕是很难了……"叶医生平视着方勇,把判断的结果一字一句地告诉他:"如果还想着争取一下,就去省里的大医院试试吧。"叶医生看着方勇呆滞的表情,了然地拍拍他的肩膀。

　　"胰腺肿瘤,医生说是没什么机会了。"在打给方莹的电话里,兄妹两个忽然有了种相依为命的感觉。方勇沉默,方莹也沉默。

　　"去浙大一院挂个号,总没到山穷水尽的时候吧。"方莹的声音带着哽咽。"先不跟他说,我给我学医的同学打个电话,我们多问问专家总没错。"方莹逻辑清晰的两句话,让方勇像抓到了救命稻草,垂头丧气中看到了一线隐约的希望。

　　于是两人瞒着老方,隔天就去了浙大一院的门诊部。因为方莹之前联系了同学,同学给她推荐了浙大一院肝胆胰外科专家程知国(化名)。

　　紧等慢等,终于轮到了,兄妹两人跟程主任说了老方的情况。程主任看了他们从当地医院带过来的检查报告,语气温和地跟他们说:"如果是胰腺癌的话,恶性程度的确是比较高的,而且已经合并了腹腔多发转移,目前只能先上化疗,后续可能还会加上靶向和免疫治疗,费用比较高,而且效果不能保证,你们自己心里要有个底。"

　　真真实实地再次听到医生给下的"判决书",兄妹两人眉头越皱越紧,许久没有说话。程主任没有催促他们,他明白需要给他们时间消化这个信息。"程主任,给我们开住院证吧,我们总归是要试试的。"方莹终于还是开了口,强压着哽咽。

　　回到家后,方莹和方勇收拾好心情,故作轻松地对老爷子说:"爸,浙大一院专家说这就是个小毛病,能治好的,简单住几天院就好了。"老方看了一眼女儿眼角已经不太明显的泪迹,回复道:"都听你们的。"

　　在住院部把老方安顿好后,方勇和方莹第一时间就去找了程主任,希望能够帮忙瞒下老方的病情,怕老爷子撑不住。程主任也同意了。

　　两天后的一个傍晚,老方吃完晚饭没多久就出现了恶心、反胃,把刚吃下去的东西全吐了出来,方勇赶紧去找值班医生。正巧那天值班医生是程主任组的小张医生,那时他刚下手术台,扔下刚吃上没几口的晚饭就冲去了病房。询问了老方的症状后,小张回想了 CT 影像上胰腺肿瘤的部位,判断可能是肿瘤压迫导致幽门梗阻,于是决定立刻送急诊做 CT 检查。一查,果然如此。

　　于是,小张医生当晚再次跟方勇进行了谈话:"肿瘤晚期患者的营养支持是非常重要的,我们现在需要放置空肠营养管,通俗地讲,就是在他的肠道里放根管子,直接将营养液打到他的肠道里。"小张医生明白,并不是所有的患者和家属都是有医学基础的。"那放了这根管子之后,他还能自己吃东西吗?光打营养液,人吃得消吗?什么时候能拿掉啊?"方勇的问题一个接着一个,看得出来他很着急,小张医生耐心地逐一解答。"哎,怎么会发展得这么快啊,明明之前

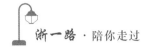

还好好的,短短两个月就这样了。"

此时的老方正在病房里躺着,眼神无意识地看着挂在头顶右边的输液瓶。他在想事情,想他养在家里的小京巴,又在想已经去世了好几年的老伴,甚至想起了更久远之前去世的父母,不知道他们在那边过得好不好,不过也没关系,不用多久大概就可以见面了。两个傻孩子还以为他什么都不知道呢,现在都什么年代了,这哪还瞒得住。哎,这两个傻孩子以后该怎么办啊。

回到病房的方勇见到的就是这个场景。他一下子慌了,他从未见过这样的父亲,怕自己的父亲还没开始治疗就放弃了希望。他又叫来了妹妹方莹,再次去了医生办公室。

"张医生,能不能麻烦你帮我们个忙。"

第二天查房,程主任带着小张医生等一群人走进老方的病房,正好那时同病房的患者去做检查了。程主任拉着老方的手说:"方师傅,你这不是什么大毛病,现在医学发展这么快,还是放宽心吧,你看你子女多孝顺,一直陪在你身边,咱们坚持坚持。"苦口婆心劝了好久,老方看着兄妹俩忧心的眼神,点了点头。兄妹俩也露出了如释重负的笑容。原来,这就是方勇他们请小张医生帮的忙。当天一大早,小张就来找程主任,说家属想让他们帮忙劝下老方,让他积极治疗。程主任也不知道这半真半假的话算不算是善意的谎言,但是他也不忍心看着老方日渐消沉。

中午,家属去吃午饭了,老方自己一个人来办公室,他在门口踌躇了半天也没进门。办公室里的小张医生看见了他,连忙给他搬了个凳子。"医生,我想来问问我的毛病。"小张医生一时间愣住了,他还没反应过来怎么跟老方讲。"麻烦你如实跟我讲吧,我大概知道自己什么毛病了。"小张医生犹豫了一会儿,还是跟老方讲了。老方听完后也没问什么,抚了抚衣袖,站了起来:"谢谢医生。"说着笑了一下出门了。小张医生有点摸不着头脑。

第一次化疗是在两天后,老方的情况相对稳定了。考虑到老方的病情,程主任特意吩咐组里的医生,多观察老方几天再让他出院。没想到在化疗后第二天,老方就出现了很严重的消化道症状。他的血常规结果也不好,白细胞计数明显掉下来了。在查房的时候,方勇和方莹都在,兄妹俩正在给老方拍背,老方身前还放着一个装呕吐物的小盆。"程主任,这可怎么办啊,我爸吐得这么厉害。"方莹焦急地问道。"的确有些人耐受不了这个药,你爸爸反应重了些,不过可以处理的,放心。"程主任回头跟小张医生说:"止吐的药再加一个,另外新瑞白(聚乙二醇化重组人粒细胞刺激因子注射液,一种常用的升白细胞药物)也开一支,多过来看看。"

　　呕吐的情况持续了好几天,小张医生他们都紧张起来,生怕老方连第一关也挺不过去,好在后面呕吐终于慢慢止住了,白细胞计数也基本恢复正常。小张医生给老方开了出院单,嘱咐他们 3 周后来做下一次化疗。方莹不停地应着声,慢慢扶着老方走了。老方边走边向医生挥挥手。

　　日子就这样又过了一个月,小张医生没等到老方来复诊,忍不住打了个电话过去。是老方自己接的电话,说他不想继续化疗了。"可是不积极治疗的话,可能真的没多少时间了!"小张有点急了,老方却平静地说道:"我都这个年纪了,何必要受这个罪,还要连累子女,我现在挺好的。对了,前段时间麻烦你们了……"

　　小张医生挂了电话,他不知道老方是怎么说服子女的,但他不禁感到惋惜和无奈。临床工作中他见过太多这样的患者,但他还是不确定每个人在这个时候心里到底是怎么想的:有些人,真的很想活下去,但是他们没有办法;有的是因为经济因素或家庭因素,他们没有办法得到最好的治疗,只能希望最后在这条路上能少些痛苦;而有些人,像老方,则认为自己年纪这么大了,人本就是要走的,得了这么重的病,没必要治,接受得很坦然,表现得很坚决。

　　医院是迎接生命的地方,也是送别生命的地方。这样的情景每天都在上演,每一个人,不论是患者、家属,还是医生,其实对很多事束手无策,但是他们都希望自己能够做得更多一些。

(屠蒙姣　贾俊君)

点评

【读者】

　　老方得了胰腺癌伴腹腔转移,已经没有手术的机会。恶性肿瘤到了晚期,化疗的副作用也很大。老方放弃了治疗,尽管他已经"做好了"迎接最坏结局的准备,但还是让人不禁唏嘘。每次看到肿瘤患者或者老年患者的故事,我心里都会发紧,想到在不远的将来,自己也会老去,也可能患这样或者那样的疾病,我不知道那时的我会如何做出选择,但不论怎么选,心中肯定都会有些许的不甘和对这个世界的不舍。未来尚远,目前唯一能做的就是珍惜当下,过好每一天。共勉!

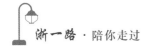

【医学生】

老方的故事，让我想起英语中"患者"最初的含义之一，就是"毫无怨言地承受苦难的人"。但是，老方真的毫无怨言吗？在我看来，他不过是认清了现实，放下埋怨，做出选择。错误认知、家庭因素、经济负担、癌症病痛、生命的尊严等诸多因素，都可能影响这个选择。每个人自有苦衷，我们也无可指摘。

【医生】

正如文中所说的，医院是迎接生命的地方，也是送别生命的地方。我们每个人都哭着来到这个世界；但在生命的最后一段旅程里，有人哭，有人坦然，有些人怀着愤恨度过，也有些人怀着感恩告别，形形色色。医患共同决策，不仅要给生命以时光，还要给时光以生命。

雨会停

导言

记得那时杭州已经下了十几天雨。就在一个寻常的午后,我见到了老孙。见多了"黄黄、黑黑"的肝病患者,看到白白胖胖、精力十足的老孙,我不免有些惊讶。其实,在肝胆胰外科,像老孙这样的患者有很多:乙型病毒性肝炎(简称乙肝)、肝硬化、肝癌……但是像老孙一样乐观、有活力的人其实不多……

老孙手术那天,杭州终于放晴了,手术也很成功。他出院之前对我说了一句话:"谁都难免会遭遇病魔的侵袭,它有时候会把我折磨得筋疲力尽,但我的意志比它更顽强,我始终保持乐观的心态,积极配合你们的治疗,最终战胜了病魔。"老孙的这句话其实也是对其他患者的鼓励,癌症比想象中的更残酷,但我们拥有比癌症更强悍的臂膀。虽然抓了一手烂牌,但我们也要尽力打好它。写这篇文章,是希望每个患者都能对自己的病情有信心,相信医生,一起携手战胜病魔。正如那句话所说:"雨会停,天会晴,没什么会永远糟糕透顶。"

"六月的雨,把我困在这里。"望着窗外的瓢泼大雨,我的脑海中不自觉地蹦出这句歌词。

"现在是北京时间下午 4 点整,也不知道今天要来的新患者会不会也被这场雨困住?"我暗自思忖。这时,我的耳边响起了护士老师熟悉的声音:"22 床新患者来了。"

这是一个五六十岁的中年男性,个子小小的,中气十足。看到我,他满脸笑容道:"医生你好,我又来了。"虽然已经在电脑上大致了解了这位患者的病情,

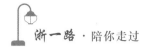

但我还是从头仔细地询问了一遍。

"一个多月前,我干活的时候,肚子右边突然很痛,痛了五六个小时。后来实在是忍不了了,我就去医院检查。结果B超做出来,说我肝里面有个肿瘤,大概有7厘米。7厘米,你说得有多大啊……我以前也经常做检查,都没查出来过。我一下子真的接受不了,很害怕,怕自己活不了几天了。"他笑着道,"我肝一直不好,有乙肝十几年了,一直在吃抗病毒的药,几年前又查出来肝硬化。我猜这个肿瘤应该就是乙肝、肝硬化引起的吧。不过我那个时候一查出来就来你们医院了。李医生安慰我,让我不要担心,这是可以手术的。我一下子放宽心了,我很相信你们的。"

这时,患者的妻子提着大包小包走进了病房:"老孙,护士那里叫你签字,医生这边我来说吧。"

"医生,我是他妻子。他的病情能不能不要告诉他,和我讲就够了,我怕他承受不了。"

我解释道:"我只是先来了解患者的基本情况,具体病情进展要等做完检查之后再评估。"

老孙的妻子似乎微不可察地松了口气:"以前我刚知道他生病(肝硬化)的时候,我和我的两个孩子抱着大哭了一场。我真是不知道怎么办了!两个小孩都还那么小,如果没了他……"老孙妻子哽咽着,"那段时间以来,我每天晚上都躲在被窝里哭。不过,现在我女儿长大了,她安慰我说就算以后爸爸不在了,也还有她陪着我。我觉得心里有了依靠,踏实多了。"

老孙面带微笑地走了进来,指了指自己的右腹部:"这不是我第一次住院了,前几次住院都是往我的肝里打东西,打了才能做手术呢。"通过进一步的询问,我得知这是老孙第三次住院,前两次做了基本的检查、评估病情以及两次经导管动脉化疗栓塞术(transcatheter arterial chemoembolization,TACE),这次住院是准备来做手术的。

"你最近吃饭、睡觉怎么样?"我问道。

老孙妻子抢着回答:"他最近胃口很差,都不爱吃东西,我想给他补点营养,他都吃不下去。我还特地去买海里的'好东西',他也不吃,不吃怎么能补进营养呢!"

我重新打量了老孙——面色红润,身材略胖,顶着个圆润的大肚子,看起来并不像胃口不好的样子。

老孙无奈地摇摇头,笑道:"我以前吃两碗饭,现在还是吃两碗饭。我老婆不知道从哪里听来的偏方,总是弄奇怪的东西逼我吃。有些东西我大半辈子都没吃过,怎么可能这么短时间内就爱吃了呢。她就是这样大惊小怪。最近睡觉也睡得不错,我已经看开了,我可能就是没有那样好福气。不管怎么说,我始终相信医生!"

"是啊,你得相信医生,相信现在的医疗技术,你更得相信自己能战胜病魔。"我坚定地告诉他。

走出病房,一束光正照在走廊另一头的地面上。我们要相信"雨"会停的。

(奚璐妤)

点评

【读者】

又见恶性肿瘤,却没有了低沉、压抑的气氛。老孙很乐观,知道已经没有办法"治愈",不如坦然面对,欣然接受。人生起起落落,大事小事挤在一起,如果不能改变结局,不如换一种乐观、包容的方式对待它,毕竟不管是甜还是苦,日子总得一天一天地过。躲不过去,就正面相迎,狭路相逢勇者胜,躯体会消亡,精神永续。

【医学生】

若是将患者与家属的眼泪聚集,那必如大雨倾盆。都说"偶尔治愈",少数时候,医生可以帮助患者治愈疾病,彻底战胜病魔,迎来阳光和彩虹;而多数时候,雨不由分说,一直下、一直下,而我们能做的就是找一个屋檐,陪伴着患者一起等雨停。

【医生】

正常人每年癌症发病率大约是 3/1000,并且随着年龄增加,发病率亦增高。超过 1/3 的人,一生当中至少患一次癌症。癌症是患者和医生共同的"敌人",无论是"医"还是"患",其终极目标都是一样的:战胜病魔、早日康复。"医"与"患"应形成一个"命运共同体",在一个相互包容、彼此信任中越走越远!

她有一个和我一般大的女儿

○ **导言** ●

最终,张女士坐上轮椅被丈夫推着离开了医院。出院前,她平静地说打算再去上海的医院看看。虽然大家心里都知道上海一行也未必能如愿,但我内心也希望她去上海,而不是回家。我的私心或许源于她给我的亲切感。对于这份亲切感,我想用文字记录下来。

▷▷▷▷▷▷▷

三月的风仍有凉意,病房里的床帘在光影交织下微微摆动。张女士侧躺在靠窗的病床上,看着手机里的年代剧。床尾的陪护椅上坐着一位身穿蓝黑条纹T恤、戴窄框眼镜的男士,是她的丈夫——刘先生。见我们进来,刘先生起身致意,并提醒妻子医生来查房了。张女士听到动静,有点艰难地将自己侧卧的身体摆正。此时,我们刚好走到了她的床边。

我们一眼便看到她病号服下隆起的腹部,像怀胎十月般,与其瘦削的身形极不匹配。她见我们来查房,便一边诉说起自己的情况,一边张罗自己丈夫去柜子里拿检查资料。

要是我当初没那么胖……

"我一开始没什么不舒服,就是体重下降了,所以去查查,谁都没想到这么严重。就是以前太胖了,160多斤,肚子大还以为就是胖的。"张女士手抚着胸口喘了口气,接着说道,"之前检查的资料都带来了,我现在就是上腹部胀痛得厉害,还总感觉喘不上气。"张女士边说边挽起病号服露出了腹部。她的上腹部明显隆起,隐约能看到腹腔内占位的轮廓。下腹部还有一剖宫产瘢痕,我们和她确认是什么时候做的剖宫产。她回忆着说:"26年前吧,我女儿今年26岁。"

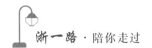

说到这儿,张女士摸了摸自己的肚子,皱着眉头喃喃道:"要是我当初没那么胖,说不定早就能发现肚子里的东西了。"此时,窗外又吹进来一阵风,凉凉的。

刘先生将厚厚一沓检查资料交给了我们。原来5个月前,张女士因体重明显下降去医院检查,发现腹部肿块。先前上海的医院检查提示张女士患有肾脏肿瘤,且出现了肝脏、肺部的转移,其中肝脏上的肿瘤超过了20厘米。进一步行右肾肿块穿刺,提示小圆细胞恶性肿瘤,如明确其来源,还需要做进一步免疫组化检验。在上海就诊的2个月,张女士曾口服一种靶向药——索拉菲尼,但肿块依旧快速增大。如今,她已经出现明显的腹部胀痛、胸闷等情况,说话也因胸闷而断断续续。

接下来该怎么办

了解了张女士的情况,后续就是诊断及制定治疗方案,但此时我们仿佛仍置身一片迷雾中,不知方向,需要一盏指路的明灯。这盏明灯便是免疫组化结果,我们需要免疫组化结果来明确肿瘤来源。可是上海的免疫组化结果一直没有发过来,我们只能焦灼地等待着。杭城的雨淅淅沥沥地下了一个多星期,不知何时能度过这个雨季。

10天之后,我们终于等到了上海医院的免疫组化报告,提示小圆细胞未分化肉瘤。我们结合肝胆MR考虑该肿瘤为后腹膜恶性肿瘤。虽然拨开迷雾,明确了诊断,但接下来的治疗仍是一个困境。多学科会诊如期而至,肝胆胰外科、放射科、放疗科、肿瘤内科、肝胆介入科的主任聚集在一起,共同阅片,讨论张女士的后续诊疗计划:张女士目前已有肝内及两肺多发转移,活动耐量明显下降,已然没有手术指征,介入及化疗同样风险很高,且患者目前的情况也未必能耐受。前方没有明确的路可以走,但张女士的情况不容许我们止步不前。最终,多学科讨论决定尝试介入栓塞治疗。

张女士和刘先生慎重考虑后,决定试一试。讨论后第三天,张女士接受了局麻下动脉栓塞,通过血管造影,选择肿瘤的供血动脉及其分支动脉进行了栓塞,从而减少肿瘤组织供血,达到肿瘤组织缺血坏死的目的。

医生,你看这肚子是不是小些了

栓塞后的第一天,阳光透过窗户竟有些晃眼。张女士状态不错,舒展着眉毛,略带激动地说:"介入医生说我这肿瘤血管80%左右栓掉了。我这肚子应该会小下去吧。"主任向她解释道："介入栓塞的是肿瘤组织的供血动脉,肿瘤组织的缺血坏死需要一个过程,在这个过程中,可能出现腹痛、发热、肝功能异常等情况。"

接下来几天,张女士果然出现了发热、腹痛等,解热镇痛对症处理后人依然蔫蔫的,没了前几天那样的精神,但每次查房时她总是积极配合地说着自己身体的情况,有时会眼里闪着光问道："医生,你们看我这肚子是不是小些了?"此时我们会小心地安慰她。安慰同样是一剂良药。

好在,过了发热的阶段,张女士的精神状态渐渐好了起来。但接下来,治疗该往哪儿走,又成了一道难题摆在前路上。治疗需要继续往下推进,但肿瘤内科再次来会诊后认为她无法耐受全身化疗,如果决定进一步治疗,可以试一试局部灌注化疗。听到这个结论,她愣了片刻,看向自己丈夫的眼神逐渐黯淡下去。

最终,张女士和刘先生商量后决定再次去上海的医院看看。

能不能帮我开一粒布洛芬

出院那天,天空多云,太阳躲躲藏藏,病房里时明时暗。刘先生很早就开始收拾行李。张女士坐在床边平静地对我们说："我们打算再去上海看看,上海那边的医生说需要知道具体栓塞的是哪根血管,麻烦你们帮我在出院记录里写一下,还有……"她停顿了一下,压低声音说,"能不能帮我开一粒布洛芬?"

我们以为她是因为腹部胀痛而想开布洛芬,便回答道："可以,不过我们医院没有布洛芬,如果是因为肚子痛,我们可以给您开一些其他的解热镇痛药,就您之前用过的那些。效果都……"我们还没说完,她摆着手说道："谢谢你们,那就不用了。其实……是我女儿快来月经了,她平常会痛经,所以才想能不能开一颗布洛芬。没关系,我让她自己去药店买好了。"

是啊,她还有一个 26 岁的女儿,和我一般大。

门诊部的患者来来往往,住院的患者进进出出。有的人出院时如释重负,有的人出院时忧心忡忡。医院就是这样一个地方——一个希望与无奈共存的地方。希望是送给现在的温暖,无奈是留待未来努力的方向。

（周易　贾俊君）

点评

【读者】

又是一个让人无奈的肿瘤晚期病例，与作者以往遇到的患者不同的是，作者和该患者的女儿一样大。患者肿瘤晚期伴转移，不能手术，只有化疗，可她在生命的尾声还想着女儿每个月有几天会痛经，还惦记着给女儿开一粒止痛药，母亲对女儿的爱是无微不至，让人动容的。

【医学生】

细节之处见母爱。张女士罹患后腹膜恶性肿瘤，出院转诊时还惦记着女儿的止痛药。"她有个女儿，和我一般大。"张女士于"我"，又何尝不是如母亲般年纪。这样想来，更觉惋惜。

【医生】

生命的尽头必然是别离，那生命的意义到底是什么？医生当久了，见多了生死别离，你就会慢慢领悟生命的意义。钱财乃身外之物，名利似过眼云烟，在生命的尽头割舍不下的往往不是金钱、不是权利，而是亲情和爱情。当死亡无法避免的时候，了解患者心愿、帮助患者善终，或许比穷尽各种方法延长他们的生命更有意义。

第②部分

逆风的飞翔

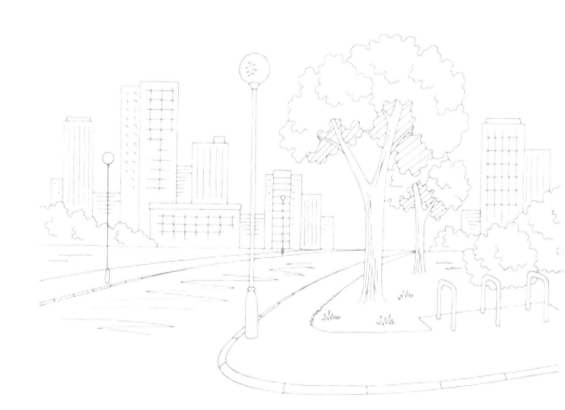

逆风的飞翔

导言

　　我与纪明月(化名)初相识,是在她因患上隐球菌性脑膜脑炎住到艾滋病病区的时候。那时,她害怕做腰椎穿刺,我为了安慰她,就一边操作,一边和她聊天。人在脆弱的时候,真的会非常信赖愿意帮助她的人。她当时沉浸在自己的故事里,声泪俱下地给我讲述她之前的遭遇,以至于我结束操作时,她还没有感觉到疼。从那以后,我因为"做腰穿时不痛",成了她的"御用"腰穿医生,她也对我更加信任。我参与了她治病的全过程,见证了她恋爱、结婚,以及她第一个孩子的降生。我喜欢和患者做朋友,分享他们的喜怒哀乐,有时我也会把他们写进故事里,纪念我们人生交织的时光。

　　戴上口罩,将一束马尾辫穿过鸭舌帽尾扣,并把帽檐压到最低,纪明月抱起女儿快步走出医院。

　　那一天,她带着刚满周岁的女儿来拜访浙大一院感染科艾滋病医护团队。正是因为有了他们的帮助,她才得以平安生下健康的宝贝。

　　这件事,纪明月几乎没有跟任何人提过。因为她是一名 HIV 感染者,所以通向幸福的这条路,对她来说,荆棘密布。

　　曾经,纪明月觉得自己很难坚持下去,但现在,她不仅找到了爱情,还升级当了妈妈。

　　曾经,关于这个病,纪明月觉得难以启齿,但现在,她有些释然。"6 年了,我的生活重回正轨,我能像正常人一样活着了。"

　　尽管今年才 29 岁,纪明月却感觉自己已经走过了前半生。

对她来说,过去二十几年,生命的纪录片的底色是黑白的。

"你知不知道有种病,叫艾滋病?"6 年前,那个男人对她说的这句话,曾如梦魇般萦绕在耳畔。那一年,纪明月 23 岁,这句话,甚至比她之前经历的所有不幸都来得让人绝望。

"我小学时,爸妈就离婚了。我被判给了妈妈,但是她从来不管我。"这段尘封的记忆,纪明月不愿过多提及,她只是戏称自己是"爸不管、妈不管、自己也懒得管"的"三不管"小孩。因为叛逆,她 16 岁时退学,在网吧找了份网管工作,从此开始自己挣钱自己花。

"认识那个男人时,我刚好 20 岁,小姐妹介绍的……说起来,他算是我的初恋。"纪明月口中的"初恋"比她大 20 多岁,是个生意人,他的出现让缺乏父爱的纪明月感受到了前所未有的关怀和体贴。她就像"中毒"了一样,不可自拔地沦陷了。

天真的纪明月以为自己就此"转运"了,但命运啊,从来不会轻易放过谁。

3 年恋爱,2 次流产。那晚,男人的原配妻子带着 2 个孩子敲开了门。看着他那竟然和自己差不多年纪的女儿,纪明月心中既委屈又羞愧,五味杂陈。

她明白,自己不该奢求这些的。没有吵闹、没有狗血的剧情,她选择了和平分手,没想到男人拉着行李箱出门时,问了她一句:"你知不知道有种病,叫艾滋病?"

"阳性!"

拿到检验报告看到"阳性"结果时,纪明月整个人瘫坐在地上,手止不住地颤抖。

呵,终究还是逃不过。

"那一刻,我似乎明白了什么叫心如死灰,这就是命运判了我死刑啊!"

年轻人总有年轻人的疯狂。

纪明月的疯狂,就是叫上一群朋友,在酒吧喝了一夜的酒。酒精可以麻痹自己,也可以再生事端。

"酒醒后就开始发烧,头痛得不行,眼睛也感觉要炸裂,即便是躺在床上也觉得天旋地转。"纪明月本能地以为是感冒发烧了,在乡镇卫生院挂了 1 周点滴,却怎么也不见好,"感觉脑子里像装了炸弹,随时要爆炸。"

纪明月翻遍了通讯录,最后打通了小姐妹的电话,那是她当时感觉唯一可以依靠的人。

纪明月没料到,小姐妹不仅没有过多的安慰,而且把她骂得"狗血淋头",然后抱着她一边哭一边上网搜索治疗艾滋病的医院。最后,她们将目光锁定在省内的浙大一院。

"我,不想认命!"那晚,纪明月在心里默念道,"好好看病,好好活着,好好爱自己。"

第二天,纪明月第一次出现在浙大一院庆春院区 9 号楼。

"隐球菌性脑膜脑炎,颅内压高达 $450mmH_2O$,需要立即手术,在脑子里装一个泵把颅内压降下来,否则会有生命危险。"门诊医生告诉纪明月,"HIV 感染者的体内存在艾滋病病毒,但并不是每个感染者都会出现临床症状和体征。因为你现在已经进入艾滋病期了,所以才引起隐球菌性脑膜脑炎 。"

手术一定要做,这是纪明月打定的主意,因为医生告诉她:"艾滋病如果经过规律治疗,一样可以拥有很长的寿命。"

她想活着。

可是,她没有钱! 残酷的不仅是现实,还有那段冰冷的母女情。

好不容易拨通那个她最不情愿拨的电话,那头,却传来妈妈一句让她痛彻心扉的话:"你早晚都是死,我还要留着钱养老呢!"

最紧要的关头,还是爸爸转了一笔钱过来,纪明月才得以及时做了手术,头终于不痛了。

"那次在鬼门关前转了一圈,还把我的失恋治好了。"如今想来,她仍为自己的年少轻狂无奈摇头。

出院后,在浙大一院感染病科艾滋病医护团队的指导下,纪明月一直按照要求按时服药、定期复查。她想改变,她更想好好活着。老家,她再也没有回过了。那是个伤心地,她怕触景生情。和自己一起封闭隔绝起来的,还有她的感情,她甚至连朋友都不愿交了。

一个人生活,一个人慢慢老去……纪明月无数次幻想未来的场景,就像她已然度过的二十几年一样,那是一幅黑白画。

出院后,她到处摆地摊、卖衣服,省吃俭用在乡下盘下了一家店,生意逐渐有了起色,生活的转机也在不经意间到来。感染 HIV 3 年后,纪明月从来没想过,自己的人生还能五彩斑斓。

那是一个很普通的周六,却能让她铭记一生。在一场艾滋病宣讲会上,纪明月选择默默地坐在会场的最角落,但他的出现仍像春日里的暖阳,融化了她冰封多年的心。"他讲了没几句,我就泣不成声,因为他说的每一句我都太懂了。"纪明月心疼他,又佩服他自揭伤疤的勇气。

"我想更了解他。"此刻,纪明月心里传来了一个声音。

"你好,我是纪明月。"这一次,她主动伸出了手,眼里满是期待。

"你好,我是刘旭阳(化名)。"男孩笑得很灿烂。

两人眼中的情意,医护人员都能感受到。

在浙江,截至 2020 年 10 月底,共有 HIV 感染者和患者 3.2 万余例,其中不少是像他们一样的年轻人。他们虽遭不幸,但内心深处仍渴望爱情。因此,医护人员和红十字会的工作人员常常会化身"月老",牵线搭桥,让 HIV 感染者也能拥有自己的家庭,让他们的生活回归正轨。

之后,纪明月和刘旭阳恋爱、结婚。在刘旭阳的影响下,纪明月的脸上也露出了久违的笑容。纪明月曾说自己已经不记得上一次微笑是什么时候了。刘旭阳告诉她,不打紧,以后她会一直这么笑下去。这或许就是有过同样遭遇的惺惺相惜。

纪明月想生孩子,刘旭阳也想要孩子,这个想法他们从婚后就有了,但双方谁也没有把话挑明,因为他们知道 HIV 除了通过血液和性传播外,还有一个主要传播途径——母婴传播。

"身患这种病,生出来的孩子能健康吗?"两个人内心的疑虑一直存在。

最先打破这种静默的,是纪明月,她能感受到刘旭阳在大街上看到小孩子时流露出来的羡慕。"要不,我们去咨询下浙大一院的医生吧?"

当纪明月带着刘旭阳出现在医院,当初给她治疗的门诊医生也感到开心,说道:"作为医生,我非常高兴看到你们都能重新回归正常的生活。"

门诊医生仔细听了他们的诉求和担心后,告诉他们:"现在已经有孕期和围产期阻断 HIV 的药物和措施了,而且这些药对孩子的影响非常小,只要怀孕期间坚持吃药,HIV 感染者也可以生下健康的宝宝。"

两人听到医生的话,别提多兴奋和期待了。纪明月回去后就开始吃叶酸片,每天都散步、吃蔬菜水果,按时睡觉。"真高兴我还有机会当妈妈!"纪明月十分珍惜这来之不易的机会。

每个人都要为自己曾经的不羁买单,只不过,纪明月付出的代价有点大。

备孕 1 年,她迟迟没有怀孕,到当地医院检查,情况很糟。原来,和"初恋"在一起的那段时间,她曾在卫生院做过 2 次人工流产,导致严重的盆腔炎症、盆腔积液,甚至还有输卵管粘连。

尽管这些年早已习惯了各种不幸,但这是纪明月第一次觉得"老天不公",每天以泪洗面。

刘旭阳对纪明月的感情,虽然从没说过,但他的行动说明了一切。"这都是过去的事了,我们这也算'因祸得福',不然我俩也不会认识,对吗?"刘旭阳总是喜欢从乐观的一面来看问题,"县医院没办法,不代表大医院没办法,明天我们还去浙大一院。"

是啊!那家曾帮助她走出人生至暗时刻的医院,一定有办法!

在浙大一院,经过感染病科和妇产科专家评估,纪明月顺利接受了输卵管松解术。医生告知家属:"盆腔粘连和炎症很严重,所以并不能保证一定能成功怀孕。"刘旭阳并没有把这个消息告诉纪明月,在他看来,没有完全否定,就还有机会。

幸运的是,术后 5 个月,纪明月怀孕了。在浙大一院感染科艾滋病医护团队的精准指导下,纪明月成功阻断了母婴传播 HIV,平安生下了一个健康的宝宝。

一家,三口人,这就是最简单的幸福!

纪明月是不幸的,童年成长的不快乐,青春期的懵懂不羁,让她感染 HIV,受尽冷眼。她说,这是一次教训,最惨痛的教训。

纪明月也是幸运的,遇到一个待她如家人的专业医护团队,一个能相伴一生的懂她、理解她的伴侣,让她的生命重新绽放。

她说:"这是上天对我的恩赐。"

现在的她也加入了公益组织,给那些与她同病相怜的人讲述自己的故事。"我们,也能生活得很好!"她更想告诉普通大众,"不要把'我以为'变成'我后悔'。"

刘旭阳和纪明月非常喜欢这两个化名,一个旭阳,一个明月,合起来就是两个"明"。

一个"明",是像浙大一院感染病科这样的医护团队,通过专业的诊治,给他们带来的光明,给予他们重新开始生活的勇气。

另一个"明",也是他们希望不断开明的社会,能给予他们更多的关怀和包容。他们不是异类,更不是洪水猛兽。他们,其实也只是患者。

"明",更是"浙一关艾"团队一直在努力的目标。在全球科学家的努力下,已经有报道通过各种联合治疗方法,在德国的柏林、英国的伦敦、巴西的圣保罗分别有艾滋病患者被治愈。相信在若干年后,随着基因编辑、免疫疗法联合抗病毒等技术的成熟,艾滋病一定可以得到功能性治愈。

（曹青　胡枭峰　朱彪）

点评

【读者】

看哭了,很感动。患病不是你的错,希望大家都能拥有平平淡淡却又幸福满满的生活。文中的医生,不仅给了患者生理意义上的生命,而且重新激活了一个人的灵魂。每每看到这样的案例,我对医生就愈加崇敬。希望所有的艾滋病患者都能找到自己的幸福。他们同样应该被尊重,一样有追求爱情与幸福的权利。期待全球医学界能早日研制出治愈艾滋病的药物,预防艾滋病的疫苗。

【医学生】

艾滋病曾被称为"世纪绝症",而这篇文章让我深切地感受到,艾滋病已经成为可防、可控、可治的"慢性病"。医学不断进步,将艾滋病对患者的影响降至最低,从而帮助"纪明月"们可以正常生活、恋爱、结婚、生育。"浙一关艾"团队让我看到医护人员的可爱与可敬,是他们打造了充满光明的能量场,给一个个艾滋病患者带去身与心的双重治愈。是啊,只要用心,或许我们能做的,比我们想象的还要多得多。

【医生】

文中的纪明月因年幼无知,在父亲不管、妈妈不爱的情况下,退学,成天混迹于网吧,被"坏人"得逞,感染了 HIV,进而合并了隐球菌感染,险些送了性命,但幸运的是,"死里逃生"的灰姑娘遇上了她的白马王子。此后的人生路上,他陪她翻山越岭,陪她看生命里美好的风景,两人比肩克服重重困难,生养了一个健康的孩子。故事的结局很美好,虽然看上去只是普通人过着普通的日子,但对于 HIV 感染者来说,有一个幸福的家庭,生一个健康的孩子,却是非常不容易的,我被他们的平凡又伟大的爱情感动了。他们也是普通人,希望今后社会能对他们多一些包容,少一些歧视,也希望有更多的医生和医院愿意为艾滋病患者提供医疗服务。

心灵的萌动

导言

　　在门诊陆续遇到几个年龄相仿的学生,历经折磨之后,他们在实在难以再支撑下去时才想到来找医生,才将自己内心的伤痛袒露于医生面前。作为一名精神科医生,同时也作为一位母亲,面对这些患病的孩子,我的内心五味杂陈,一直思考着如何把孩子们的故事和心事,以一种特殊的方式表达出来,让更多的父母看到,看到孩子心灵上的伤痛,并能带着爱与温暖去支持、鼓励和疗愈他们……

　　文章中的人物萌萌是许多被诊断为抑郁症孩子的缩影,他们正在承受抑郁的痛苦。他们并不是矫情,在你不知道的角落,孩子早已伤痕累累。虽然患病的只是孩子,但问题却牵涉整个家庭。诊室内看到的是孩子的情绪,但暴露更多的却是诊室外家庭内部的问题,包括父母之间的关系、亲子关系。所有的问题都来源于关系,只有处理好了关系,问题才能更好地得以解决。

　　秋风送爽,树叶飘摇,周五的门诊,一切都显得那么平静。我脚步轻快地来到诊间,再次见到了可爱的萌萌,她双眼含笑,礼貌地和我打招呼,只见她清秀的面庞上曾经满布的愁云不见了,脸颊左侧的小酒窝也显现了。看到她的笑容,我也油然地感到快乐。她的心情不再那么沉重,一切都在往好的方向发展。

　　想起初见她时的情景,那是两周前的周五门诊,天下着雨,门诊外大部分是病情稳定来复诊的患者。离下班还有 20 分钟时,诊间的门被轻轻地敲了两下,我应了一声,没人进来,于是门再次被礼貌地敲了 3 下,我在里面提高声音喊道:"请进!"一位穿着校服的小女孩推开门探进头,扑闪着水汪汪的大眼睛,额前的刘海上还挂着雨珠。她小心翼翼地推开诊室的门,进来后又把门紧紧地关好。我关切地说了句:"淋雨了啊,请坐吧,我给你拿纸巾擦擦头发。"并示意她可以坐在椅子上。我转过身来,她还没有坐下,那双大眼睛里噙满晶莹的泪水快要溢出来了。看得出来,她在强忍着不让眼泪流下来。

"有什么事情不开心,可以说说吗?"我直接进入主题。

不问还好,一问却把她的眼泪从眼眶里逼了出来。她顿时泪如雨下,过了一会儿萌萌用手擦干眼泪说:"医生,不好意思,我平复一下和你说。"然后她用纸巾,把留在面颊的泪水擦干,深吸一口气说,"医生,我在高中的时候被诊断为抑郁症,当时没有治疗,刚好放假,休假在家一段时间,后来慢慢就好了。现在我感觉,好像又回到了那个时期,做什么事情都不开心,也不想去做,有时候勉强自己去做一些事情,感觉好像是为别人在做。"

我问她:"这种情况多久了?"

萌萌回忆了一下,说:"这次大概……是从大一开始……"

19岁的萌萌是一名大二的艺术生,从小成绩优异,一直担任班长,是老师眼中的好学生,也是父母的骄傲。从她上学开始,妈妈就给她报了许多课外班,有文化课的,也有素质培养的,钢琴、舞蹈都是专业级别。一直以来,萌萌都觉得自己学得好累,当别的同学可以开心、自由地玩耍时,她却奔波于不同的课外班。有时候获得了一些成绩,自己也会感到喜悦,但喜悦的心情持续时间都很短暂,往往会被接踵而来的无休止的课程而冲散。长期的情绪积累导致萌萌在高二时出现心情低落、多愁善感、学习动力不足、上课注意力不集中、失眠、学习效率下降等情况,后来妈妈带她去看病,诊断是"抑郁症"。经过治疗后萌萌慢慢从抑郁的情绪中走出来,之后她参加高考,考上了自己和妈妈都心仪的学校。进入大学后,妈妈时常打电话来询问学校和学习的事情,得知学校在竞选学生会干部时,她要求萌萌去参加,但是萌萌自己觉得现在刚刚能适应大学的学习节奏,每天的功课和练琴几乎压得她喘不过气来,根本没有时间和精力去参与学生会的事情。然而,在妈妈的一再要求下,萌萌违背自己的意愿去参加了竞选,最终萌萌竞选成功,但在进入学生会一段时间后,她感觉做事力不从心,觉得压力很大,心烦,没有愉悦感,睡眠质量下降,晚上躺在床上脑子里会想很多,有时候会在半夜哭醒。近来情况更差,一般到凌晨三四点才能睡着,每晚只能睡三四个小时。这样的睡眠导致她白天精神状态很差,上课都听不进去,人也感觉很疲劳,没有力气。

"医生,我不想这样被安排,但是又觉得不能不听妈妈的话,也不能让她伤心,可是现在觉得自己快撑不下去了,感觉我整个人跌到了低谷,快要崩溃了,我就想来找医生了。"

"心情跌到低谷时会有消极的想法吗?"

"有时候会有,我想如果死了,就不用被妈妈安排一切了。"

"这种念头强烈吗?"我内心忐忑地进一步询问。

"这种想法不多,只是一闪而过。"我深深地吸了口气,心中庆幸:还好。

"父母之爱子,则为之计深远。"可怜天下父母心。典型的中国式家长们,到底要管到什么时候?

随后,我给萌萌做了全面的情绪和心理评估,结果提示:重度抑郁症状,中度焦虑症状。明确目前是"抑郁症"后我给她制定了治疗方案,建议她先进行药物治疗,之后结合心理治疗,每两周复诊一次。

今天,是我第二次见到萌萌。她说自己的情绪已经明显比一周前有所好转,但是睡眠还不是很好,半夜会胡思乱想,还会偷偷哭。学生会的工作其实她也并不是很想去做,只想努力学习专业课,能够考研到更好的学校去深造。

我问她:"假如目前辞去学生会的工作,你觉得自己哪些方面会有变化?"

听到这个问题,萌萌的眼睛展现出之前未有的明亮:"医生,我想假如我不再做学生会的工作,就有自己的时间可以安排专业课的练习。我是省外考过来的,以前的基础比较薄弱,这边的老师要求严格,给我指出了指法上的一些错误,让我加强练习,而且我考研的目标学校专业分要求比较高,所以我想有更多的时间来准备。但是我又怕这样很对不起我妈妈,会让她失望。"听得出来,萌萌有明确的目标和计划,但也有思想包袱,难以取舍,不知道该如何走未来的路。

我建议她之后可以结合心理治疗,通过学习专业的方法和技术来调节自己的情绪,也可以尝试和家长沟通一下这个问题,包括她自己的想法和对未来的规划。

时间过得很快……

两个月后,同样是周五我出门诊的时间,萌萌突然出现在诊室门口,从门口探出头笑着说:"嘻嘻,医生你好,下一个是我。"等前一个患者结束后,萌萌踩着雀跃的脚步进来,她的脸上已经没有了第一次见面时的忧伤。她向我讲述了最近的一些变化,在心理咨询师的帮助下,她找回了原来的自己。妈妈知道了她的情况后,通过双方的沟通,妈妈理解了她的想法,也明白要以发展的眼光看孩子,不能把自己的想法强加在孩子身上。萌萌得到了妈妈的理解和支持,现在也已辞去了学生会的工作,专注于专业课的学习。

看着前后判若两人的萌萌,职业敏感性让我产生一个怀疑:难道是抑郁转躁狂了?

"以前有没有体验过这样的开心?"我还是忍不住问了这个问题。在抑郁学生群体的治疗过程中需要警惕他们情绪的变化,谨防疾病转相。

萌萌明白了我的担忧,介绍了以前的自己,她从小就是一个活泼开朗的小女孩,性格比较外向,是大家的开心果,只是一直以来被过多的课外班"吞噬"了,像机器人一样游走在不同的课堂,失去了自我。现在她终于可以做自己想做的事情,心中压着的大石头终于落地了。她热爱艺术,在弹琴时能感受到自己内心的愉悦和享受。她也感谢妈妈,虽然兴趣班占用了自己童年玩耍的时间,但是她也收获了很多,练就了各种基本功,使得自己可以面对更多的选择,能在专业的道路上继续学习进步和发展。她说,经历过风雨,才能见彩虹,之前情绪低落的经历也成了自己的人生财富,自己从中得到了成长和修行,也懂得了以后要关注自己的目标和需求,学会合理表达自己的情绪。

那天,离开诊室前,萌萌打开手机给我看了一段她最近表演的视频。她弹琴时指尖起起落落,在黑白键上灵动地跳跃,行云流水般的音符瞬间汇成美妙的音乐,似丝丝细流淌过心田,柔美恬静,那一刻我仿佛看到了一位未来的艺术家在台上演奏。

(段金凤)

点评

【读者】

萌萌"弹琴时指尖起起落落,在黑白键上灵动地跳跃,行云流水般的音符汇成美妙的音乐,似丝丝细流淌过心田……"如此灵动的姑娘在母亲的安排下参加各种课外班,最后竟"重度抑郁,中度焦虑",不得不依靠药物调节情绪。教育内卷,学习内卷,课外班还要内卷,孩子生活在各种压力下,精神往往会出现问题,有些极端的孩子甚至还会自杀。其实,我们要接受,绝大部分孩子终将长成一个普通人,不要用成人的视角去安排孩子的童年,让他们在该玩的时候尽情地玩。到最后,我们会发现让孩子健康、快乐地长大,才是我们最需要的。

【医学生】

学习过精神科问诊的医学生或许都有这样一个感受:精神科问诊实在是太难了。在循循善诱的问诊中,把握事情的来龙去脉、前因后果,引导患者表达内心的苦恼与真实的想法。保持"在场",而不过度介入;去体悟患者的感受,又要适度抽离自己;调动感性去理解,维持理性来思考。故事里的医生展现出的高度专业性和职业敏感性,让我获益匪浅!

【医生】

清华大学教授刘瑜说:"人生的目的并不是越高、越快、越多,而是找到适合自己的位置。"而且她也自嘲说:"我女儿正在势不可挡地成为一个普通人。接受绝大多数人是普通人这一观点之后,正确的教育观是什么?不是非要把一棵小草培养成参天大树,而是要把一棵小草培养成一棵美好的小草,一棵健康的小草。大部分人可能天赋很普通,但是他的兴趣、爱好、性格都有自己的独特性。作为一个家长,我的使命就是:顺着孩子的这种独特性,帮他找到他所欢喜的事。"如果要说说我们家的教育观,那就是"兴趣第一,顺势利导"。

簇拥着阳光生长的那些花儿

导言

生活再匆忙,也不要错过日出和夕阳。

落日将天边的云朵晕染成温暖的色彩,移植病房的灯像往常一样亮着,护士站的呼叫铃铃声接连不断。有个扎着冲天辫的小朋友,穿着不太合身的病号服,慢慢地走在病房的走廊上,看起来是那么羞涩。我在给这个小朋友做治疗的时候,跟她的妈妈闲聊了几句,她妈妈的一句话让我心里五味杂陈。在本该尽情享受快乐和纯真的年纪,这个孩子最大的心愿却只是能像正常人一样大口喝水。

文中的小美和甜甜,只是来来往往的尿毒症患者中的小代表。他们盼望着、渴望着新生,他们经历着疾病的痛苦,也向往着健康的美好。最近我常常单曲循环的热播电视剧《人世间》主题曲里有一句歌词这样写道:"平凡的我们,撑起屋檐下一方烟火。我们像种子一样,一生向阳,在这片土壤,随万物生长。"希望记录下这些故事,能给那些迷路的尿毒症患者们带去一些温暖与前行的力量,能让他们收获更多的爱。

"移"路有你,愿生命的清泉奔流不息,勇往直前。

▷▷▷▷▷▷▷▷

28 床的小美,是个瘦瘦小小的女孩,梳着一个高高的冲天辫。每天我们进行查房交接班和护理治疗时,她总是低着头,很少说话。因为患病,小美的生长发育都比同龄人缓慢了很多,外表看起来也比同龄的小朋友稚嫩了许多。

小美的童年充满了各种药罐子的味道,是连服药都要严格控制饮水量,无法好好感受大口大口喝水到底是什么样子的童年。在被确诊为尿毒症的那年,小美刚满 8 岁。妈妈哭了,那时的小美满脸疑惑,她不懂什么是尿毒症,只知道自己的肾脏生病了,她不能口渴就去喝水,只有服药的时候才能抿着嘴喝几口,更不能像同龄人一样喝那些五颜六色的饮料。从那以后,妈妈很少送她去幼儿园,却经常带她去那个满是穿着白大褂的叔叔阿姨的地方——医院。

医生把小美的妈妈叫出来说道:"你的孩子现在需要插管进行血透治疗,同时也可以考虑一下肾移植,先去做移植登记。"听完医生的话,小美妈妈用颤颤巍巍的手拿起笔,在知情同意书上签下了名字。

从此,小美的右颈部多了一根管子,一根用来做血液透析治疗的静脉长期留置导管,她要暂时与这根血透管和平相处一阵子。回到家里,妈妈把小美那些好看的裙子都收了起来,因为穿着漂亮的小裙子,会让她右颈部的那根管子格外显眼。瘦小的小美每周多了一项必做的功课——去医院做血液透析治疗。她经常会在血透治疗结束后,看着妈妈问道:"妈妈,我什么时候脖子上可以不用这根管子啊?"妈妈紧紧拉着小美的手,回答道:"快了,我们小美一定要再坚持坚持,好不好?"小美看着妈妈湿润的眼眶,用力地点着头说:"好的,妈妈,放心吧,我会乖乖听话的。"

在小美经常来的血液透析中心,还有一个比小美大两岁的女孩,她叫甜甜,就在小美做透析治疗时的隔壁床位。久而久之,小美跟甜甜成了要好的小闺蜜,每次都会约定好时间在医院相见,还会一起分享自己的小发夹和各种玩具。在病痛面前,两个小姐妹更是相互安慰和鼓励,她们小小的身体里装着大大的能量,陪伴着彼此。

"妈妈,最近怎么都没见到甜甜姐姐了啊?"小美疑惑地问妈妈。妈妈回答道:"甜甜姐姐去做手术了啊,她的肾脏宝宝去做手术了,马上就要好起来了,我们小美也要加油啊!"小美羡慕地眨着大眼睛,开心地说:"那等我手术的时候,就又能见到甜甜姐姐了。"

原来,在几周前,甜甜的父母接到通知,医院有了适合甜甜的肾源。后来,甜甜顺利完成了肾移植手术,也终于告别了漫长的血液透析生活,开始了崭新的生活。

又经过数月的等待,小美妈妈接到一通电话:"您女儿在我们医院做过配型登记,现在有了匹配的肾源,今天就可以来医院做肾移植手术准备了。"小美妈妈喜极而泣,望着窗外那刚刚吐露的新绿,长长地舒了一口气:"这是女儿的希望啊,重生吧,我的孩子。"小美得知消息以后,开心地对妈妈说:"妈妈,那你在家烧一大壶水吧,我想等手术做好回来大口大口地喝水。"妈妈用力点点头,红着眼眶,紧紧地抱住了小美。

妈妈带着小美来到了医院,小美在医生护士的指导下顺利完成了术前各项准备。突然,病房门口有人在轻声唤道:"小美,小美。"小美探着小脑袋,满脸期待地看向病房门口,站在门口的正是她的小闺蜜——甜甜姐姐。小美很开心地冲到门口,紧紧地抱住甜甜,此刻的甜甜面色也格外红润。她趴在小美的耳边,轻声说道:"小美,手术的时候啊,你就闭着眼睛睡一觉就好了,有那么一点点痛,但是很快就会好的。你痛的时候可以打视频给我啊,我陪你聊天看动画片。你看,现在我已经不用去做血透了,还有我脖子上的管子都被医生叔叔拔掉了呢,你也要加油啊!"听了小闺蜜的一番话,小美的紧张和恐惧瞬间消散了。两个小姐妹拉钩约定,等她们都好了,再到春暖花开的时候,她们要一起去看太子湾公园里的郁金香。

小美的手术很成功,所有指标都逐渐恢复了正常。出院的前一天,主管医生为小美拔除了右颈部的长期静脉导管,小美终于跟这根她讨厌的管子彻底告别了,她几年的血透生活也终于画上了句号,大口喝水的简单心愿也终于要实现了。

小美出院的当天,她穿上了漂亮的黄色百褶长裙,仍然梳着妈妈为她编的冲天辫,脸上洋溢着稚嫩的笑容,露出一排整齐又洁白的牙齿,跟我们挥手告别。

人世间的别离大多是苦涩的,但此刻与小美的告别是彩虹糖的味道,甜甜的。

甜甜也在小美出院的那天来迎接她。两个爱美的小女孩,在病房走廊上一起拍了一张双手比心的合照。这大概就是时间长河里最美好的画面吧,深情不及久伴,厚爱无需多言。

小美的妈妈悄悄给我们留下一张小纸条:"感谢你们整个移植团队的专业和用心,如果可以的话,请帮我跟捐献的家庭说声'谢谢'! 谢谢他们的无私大爱治愈了我女儿的余生! 感恩! 感谢!"这张纸条看起来很普通,却传递着两个素不相识的家庭之间的真情实意。

医院里来来往往的尿毒症患者们就像是那些花儿,接受着来自家庭、社会的光,收获了新的生命力,继续茁壮生长,绽放出最美的花儿,热闹也丰盈着这人世间。

这些爱、陪伴和赠予就是温暖的光,璀璨又旖旎,轻柔又治愈。

这世界那么多人,但愿你的眼睛看得到笑容。

愿爱无忧。

（姜雅宁）

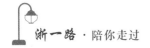

点评

【读者】

人吃五谷杂粮,难免会生病,我最不愿意看生病求医的故事,尤其是小孩生病的故事,揪着一颗心看完,发现是圆满收尾,温暖又治愈。感谢那些医生和护士,是你们的辛勤付出,让一个又一个家庭重新有了欢声笑语。

【医学生】

因为经历,所以懂得;因为身临其境,所以感同身受。正因如此,病友之间总能激发出内心深处的共情,从而带给彼此最温暖的陪伴、最诚挚的鼓励。而医护人员,或许也可以成为病友之间的桥梁,让心与心靠近,让光与光交织。

【医生】

尿毒症患者的饮食需要严格管理,就连饮水也有限量,还要承受隔天1次,一次几个小时透析的痛苦。很难想象一个年仅8岁的孩子是如何承受这些痛苦的。有人说:"世界上最遥远的距离不是生与死,而是患者站在医生面前,医生只看到了病,没有看见人。"文中的小美和甜甜很幸运,她们遇到了温暖的医生和护士,并通过肾移植重新获得了健康。正是因为有了温暖的医生和护士,医院在患者和家属眼中也就不再冰冷,而是一个能产生爱和欢笑的地方。

凯欣的故事

导　言

凯欣(化名)曾用尖锐的器具在手臂上划开一道道伤口,想要逃离情绪的巨兽。

我接诊过很多的"凯欣",这则凯欣的故事,其实是我用两个"凯欣"的故事拼接而成的。

前半部分的那个凯欣在情绪高涨的时候是住院的,在病房期间天天喊着要见我。我曾跟她约法三章,让她不能再伤害自己,不能做出格的事情。其实这样的约定很无力,而我能做的很有限。

后半部分的凯欣是幸运的,她有一位很爱她的外婆,把她照顾得很好,治疗也很顺利,在别的地方缺失的爱在外婆这里补回来了。

有人照顾的凯欣,我通常都不会太过惦念。我把两个凯欣的故事拼在一起,仅做祝福,希望我惦记的那个"凯欣"有人照顾、有人疼爱。

暴　雨

第一次见到凯欣,是在一个倾盆大雨的下午。天气恶劣时,门诊量往往要少得多,但是那天,叫号器上的数字并没有放缓递增的速度。

快下班的时候,凯欣推门进来,笑容甜美,这样的笑容在精神科门诊并不多见。她是陪其他人来的吗? 随行的人呢? 是来帮家属配药或者咨询的? 我看了一眼就诊资料,"16岁,首诊"。

"医生好。"她礼貌且小心翼翼地坐下。

"一个人来的吗?"

"医生，我就是想来看看自己是不是生病了。"她笑笑，有点不好意思地说。

我喝了一口已经凉透的咖啡，提了提神："怎么了？说说看。"

"谢谢医生，是这样的……"凯欣跟我讲起了她的不开心。

"感觉爸爸妈妈，从小就不怎么爱我，他们去外地工作，我跟外婆一起生活，看到别的小朋友都有爸爸、妈妈陪，我特别羡慕。"凯欣深吸了一口气。我有点心疼地轻轻拍了拍凯欣的肩膀，豆大的泪珠瞬间从她的眼眶里涌出。

"小学三年级，妈妈生了弟弟，接我到市里一起住，我换了新的学校，虽然不舍得外婆，但是我还是很开心的。可是这种开心并没有持续很久，因为我发现他们更爱弟弟，他们是一家人，我像是外人，我想外婆了……"凯欣轻声啜泣。

"在新学校，我很难融入同学，成绩也越来越差，爸爸妈妈觉得我不够努力，但是我不能静下心来学习。爸爸妈妈工作很辛苦，我觉得自己特别没用，成了他们的负担。"凯欣尽力控制情绪，低着头，撕扯着手指上的倒刺，她的手上满是倒刺以及倒刺剥离后的暗红伤口。

"有伤害过自己吗？"我问出了我作为医生最担心的事情。

凯欣犹豫了一下，慢慢地拉开左上臂的袖子，无数条新旧夹杂的划痕从手腕一直蔓延至手肘，新的划痕仍有斑驳的血迹。我还没来得及开口，那份担心应该被她感知到了。

"医生，放心，我有不想活的想法，但是我不会去做的。"

"爸妈知道这个情况吗？"

凯欣摇摇头。这时我有些生气，心里暗下结论：不合格的父母。

我用凯欣的手机给她妈妈打了电话，告诉她凯欣目前可能处于抑郁状态，有伤害自己的行为，需要药物的帮助。出乎意料的是，电话里凯欣母亲对我告知的内容全程都只有简单的回应，没有疑问，没有质疑，更没有担心，仿佛很了解凯欣的情况，但却冷眼旁观。我有些疑惑，但没有多问。我嘱咐凯欣："按时按量服药，两周后复诊，复诊时要爸爸或妈妈一起来。"

凯欣回了句："他们来也没有用。"但看我仍然坚持，她应了句："好吧。"

阴　霾

两周后，凯欣如约复诊，依旧面带笑容，一进门就说："医生，我妈妈来了。"看到凯欣目前的状态，似乎药物治疗还是有一些效果的，我心里想。

"服药后有没有不舒服？"

"医生，我没吃药，我妈不让我吃药，要我自己调整！"我一听，对她妈妈更加生气。我让凯欣在诊间外面等候,打算和这个不合格的妈妈单独交流。凯欣出去后,我就开始跟她妈妈讲抑郁症的表现、风险等。令我不解的是,跟上次电话告知的情形一样,她的妈妈没有任何表情,也没有任何肢体或者言语的反应。我讲完后,她妈妈才缓缓地、语调低平地说,她已经尽力了,家里有两个孩子,孩子爸爸不管事,还经常和凯欣发生冲突,凯欣已经 16 岁了,他们最多管她到 18 岁,自己已经做了她能做的一切。

在这个诊间,我"对峙"过很多家长,"孩子的问题,往往折射的是一个家庭的问题",这是我通常的开场白,也是在青少年情绪问题上几乎不会出错的开场白。在凯欣的身上,看起来也同样适用。但是今天,坐在我面前的是一位精疲力尽的母亲,她也许是"家庭问题"的另一个受害者,以往的那些说辞在这一刻,如鲠在喉。我也意识到,我既往对峙得理直气壮是建立在我自以为家属和医生一样,都是为了孩子的疾病严阵以待、统一战线的盟友。可现在,我眼前的是另一位无能为力的伤员。刚刚的气愤在略显低沉的氛围里消散了。我对她说:"药还是要吃的,在药物的帮助下,凯欣的情绪会好起来,好起来以后再做调整会更容易,要多关注她的情绪。"凯欣母亲点点头。我希望建立的医患联盟,在家属这一方似乎非常薄弱。"凯欣和外婆的关系比较好,不知道外婆能不能来照顾她?"在我看来这是目前可行的,能更快捷地增加凯欣家庭支持的建议,得到的回应是凯欣母亲的一个点头示意。我反复地跟凯欣强调一定要遵医嘱服药,两周后复诊。

烈　日

两周后的那天,在门诊的患者列表里,我早早看到了凯欣的名字,有些安心。凯欣没等到叫号就趴在诊间门口笑着跟我打招呼,她挑染了紫色的头发,穿着露脐的裙子。这次的笑比前几次更具感染力,但我隐隐地有一丝不安:会不会转躁了? 有抑郁表现的除了抑郁症外,还有一种情绪相关的疾病叫双相情感障碍。顾名思义,双相是指疾病的表现既有情绪低落的抑郁相,又有情绪高涨的轻躁狂或躁狂相。部分双相障碍的患者在疾病的早期或就诊时仅表现出抑郁的情况,容易被诊断为抑郁症,有的患者甚至需要 8～10 年才能被诊断出是双相障碍(直至躁狂症状出现)。双相障碍的患者在抑郁相时,使用抗抑郁药可能诱发躁狂相,躁狂相表现与抑郁相相反,情绪高涨,活动增多,精神旺盛,甚至可能有一些冲动或冒险的行为。

终于轮到凯欣了。

"医生,我吃药了,药的效果特别好,好得有些过头了,特别开心,就跟我名字一样,哈哈。"

"医生,我现在特别喜欢这个世界,我看到路边的石头都觉得特别可爱,哈哈。"

"医生,我想去打眉钉,但有点怕疼,你觉得怎么样?"

我让凯欣去做了下情绪评估量表,结果果然提示轻躁狂发作。我修正了诊断,又给凯欣的妈妈打了电话,建议让孩子住院治疗。我有一点点的私心,希望凯欣可以一直保持开心的状态,这也是很多双相患者和家属在患病过程中所希望的,一直保持在轻躁狂的状态。但疾病有其本身的规律,轻躁狂可能进一步发展为躁狂,进而影响工作、生活。意料中的是,凯欣妈妈拒绝了住院治疗,要求药物治疗,但她答应会加强对凯欣的监管,如果情绪继续高涨难以控制,就再带她来住院。对于凯欣妈妈的拒绝,我平静地接受了。我更改了药物治疗方案,并反复交代凯欣,不能做伤害自己的事情,不能做冲动和冒险的事情,如果有这种想法,就随时来门诊就诊,医生每天都在。凯欣开心地走出诊间,没一会儿,又折回来跟我道了谢。

暖　阳

凯欣的第三次复诊是在一个连日阴雨后终于放晴的下午。这次陪诊的是一位头发花白、面容慈祥的老人。她一定就是凯欣的外婆,我十分笃定。老人还没开口,我的内心就不平静了,应该说是得知盟军已抵达战场的惊喜吧。

"医生,你好,我这段时间天天看着孩子吃药,情绪好多了,真是要谢谢你啊!"老人笑着说,"其他都挺好,就是她白天也想睡觉。"凯欣站在老人后面,也朝我笑。"外婆现在来陪我了,外婆来了,我就开心了。"我帮凯欣调整了下药物,不知道为什么,那天下午的门诊时间,我觉得自己充满了一股莫名的力量。

自从有了外婆的陪伴后,凯欣规律地服药,情绪稳定,学习成绩也稳步上升。有时候门诊排班变动,凯欣的外婆会提前来询问我的门诊时间。好几次,外婆会在凯欣就诊前来诊间告诉我凯欣最近的情况,让我嘱咐凯欣,少吃零食多吃饭。外婆跟我确认:"医生,我了解过,这个药是不能随便停的。"此外,外婆还会告诉我去哪个医院配药,可以配到进医保的进口药物。

有次门诊间期,我透过窗户看到了刚就诊完的凯欣挽着外婆的手。外婆小小的背影在暖暖的阳光下拖出了长长的影子。

(王政)

点评

【读者】

凯欣因家庭问题变得抑郁、转躁,又因为得到医生的治疗和外婆的支持,情绪变得稳定,连学习都变好了。这些都离不开医生专业又敏锐的判断,及时发现了凯欣的病因。患病是不幸的,但就诊时能遇到一个认真、负责、专业的医生,又何尝不是幸运的呢!

【医学生】

精神科医生面对的不只是一个患者的问题,很可能是整个家庭的问题。精神科医生诊治的不只是每个患者当下的哀与愁,更是他们人生长河里的波涛与砂石。好在,当情绪浪潮涌来时,还有医生和家人会牵起凯欣们的手。

【医生】

医院里各种各样的患者,都有属于他们自己的故事。生活里不缺少素材,缺少的是用心的倾听和记录。如果每个医生都会讲故事,每天在医院里发生的医患故事就可以编成一本故事集了。虽然医生这个职业要求理性多于感性,但是医生也是普通人,也有喜怒哀乐,也会根据自己的世界观和价值观去判断是非对错,在诊治过程中也会融入自己的情感,而正是这些,才造就了一个有人情味儿的温暖的医者。

爱笑的女生运气不会差

导言

　　这是一个真实的病例，问诊迷茫、确诊坎坷、影像误导、结果恶性，但她却始终带着微笑。医生用手术、药物和辅助治疗帮助患者对抗恶性肿瘤，而预后并不能确定，我鼓励他们坚持，赞赏他们的勇敢，内心却反复书写生存概率。有时我感到是患者反过来治愈了我，最初在疾病面前我只能感慨生命无常，现在常常更有信念去帮助修正他们所谓的命运。

▷▷▷▷▷▷▷▷

　　口腔科是一个很特别的科室，包含了牙科和颌面外科，很多人可能并不了解，口腔科覆盖的范围不局限于牙齿，眼睛以下脖子以上的问题都有可能归于口腔科。术业有专攻，即便是医务工作者，尚且可能对一些不熟悉的临床小分科感到云里雾里，患者就更加迷惑不解了。我遇到过很多头面部有肿物的患者，往往辗转多个医院多个科室后，最终才在口腔颌面外科确诊。

　　我在口腔颌面外科的病房待了几个月，从拔阻生齿的小手术到恶性肿瘤扩大切除加皮瓣移植的大手术，都见识了一番。口腔科病房里很少听到哭喊，轻症自不必说，能通过手术根治的癌症对于患者来说已是不幸中的万幸。记得有一个大伯来医生办公室找主任，摘下口罩我看见他右侧脸颊凹陷，有一个火山口样的瘘管，周围的皮肤看上去光亮质硬，以瘘口为中心放射出一条条皱纹。因为拖延治疗的时间太长，之前又接受过放疗，主任评估病情后，告诉他现在通过手术根治的可能性微乎其微。大伯和同行家属焦急和渴望的目光渐渐黯淡，离开时默默垂头，步伐缓慢。在他们出门之后，不甘和遗憾还弥漫在空气里。

　　有些住院的患者在术前反复追问肿瘤的性质，但很多时候单凭临床检查和辅助检查是很难明确肿瘤性质的，只有病理结果能给出答案。良性和恶性可能会改变医生的手术方式，也会改变患者的一生。

可能是因为我有一个亲姐姐,所以我和人相处的时候经常会把自己代入姐姐或者妹妹的角色里。看到术后没有人陪的女性,我总是要多问几遍:"有没有不舒服,不要客气,有问题就来找我。"有一天收入患者的时候看到走廊上有两个年轻女生在护士台登记入院信息,高个的那个眼睛很大,一头顺直短发,颧骨有些高,一边回答还一边笑着看向小个子女孩,看起来和出门旅行在住宿酒店前台登记没什么两样。我瞥到了患者的名字,记得刚才看过她的入院诊断上写的好像是血管瘤,应该是局麻下注射硬化剂,是个小手术,可能很快就能出院。

第二天查房的时候,情况却变得复杂起来。主任问:"这个患者什么问题?"管床医生回答:"初步诊断为血管瘤,CT 和 MRI(磁共振成像)都提示血管瘤。"女生摘了口罩,不好意思地笑了一下,左侧颧弓外侧明显有个肿物。主任皱起了眉头,捏了捏左侧颧弓的肿块,看着我们摇摇头说:"不像。"又转向她,半蹲下来仔细触诊了一会儿,说道:"这个东西是实性的,不像血管瘤,明天的局麻改成全麻,得切出来看。"女生的目光转向床边的小个子女孩,她们对望一眼,笑容又回到了她的脸上。她对着主任说:"好的,好的,谢谢主任。"

正好科室的英语查房轮到我了,我就选了这个患者做汇报。她今年 30 岁,还没结婚,生活在一个小城镇里。小个子女孩是她的妹妹,这个肿块是 3 个月前她妹妹无意间发现的,她自己一直没什么感觉。我看了看她的短发,垂下来的时候确实会挡住一部分颧骨。她去过当地三四家医院,辗转过眼科、普外科、神经外科、肿瘤科,都无法确诊或手术,因为没有症状,肿块也没有显著增大,收到最多的建议是让她观察。最终她来到我们医院的口腔颌面外科,在刘主任那里收治住院。

我触诊了她左侧颧弓的肿物,质地偏硬,边界清楚,但并不是一个外凸的规则形状,在往颧弓内侧还有延续,但徒手碰不到边界,无法推动。她没有感到疼痛,表面皮肤的温度也不高,就像一个粘在骨头上的纤维性的肿块。我在口腔颌面外科病房待的时间也不长,从没有摸到过这种类型的肿块。根据影像学结果,该肿物的血流极其丰富,提示血管瘤。血管瘤指的是血管畸形,深部的血管畸形倒是在外观上看不出颜色的变化,但一般来讲质地会相对软,如果是比较常见的海绵状血管瘤,还会有体位移动试验阳性,但她的肿物大小并不随体位变化。或许穿刺一下可以看看有没有血液,如果不是血管瘤的话,莫非是恶性肿瘤?可是影像学显示肿物界限清晰,并没有明显浸润。带着困惑,我查了一些资料,关于颞部肿物的报道并不多,像神经纤维瘤、异位脑膜瘤、纤维血管瘤都有一些病例,但这些疾病并无法解释影像学提示的"丰富血供",看来还是得等术中切开后才能知道答案了。

她的手术做了 4 个多小时,浅表的瘤体表面光滑,但深部还有一串小肿物直通颅底,位置很深,手术视野受限,主任这样的专家也费力地掏了好一会儿,切除的肿物装了半个弯盘。手术期间,还有一个耳鼻咽喉科的主任过来看了一眼,推测可能是神经鞘瘤。术中冰冻结果显示是梭形细胞肿瘤,没有明确良恶性。因为肿瘤的附着范围需要截除一段颧弓,可能会引起面部塌陷,但小姑娘还是在意面型,所以根据她的要求,只在喙突磨掉了一块骨头,颧弓的部分也用钛板接上了。术后接了一根皮下引流管,恢复良好,我们每天查房的时候她脸上依旧挂着笑容。拔除皮下引流管的时候小姑娘晕血了,我们第二天查房时说起来她也只是不好意思地笑笑。她出院时我们告知了她复诊的时间,大家都笑着,空气里充满了快活的气息,因为这大概率是个良性肿瘤,切掉了就没什么问题了。

1 周后,病理报告出来了,左颅底软组织肿瘤,没什么特别的,后面是一串免疫组化结果,最后一行让我后背一凉——符合滑膜肉瘤。滑膜肉瘤是主要起源于关节,还有滑膜、腱鞘、肌腱滑膜的软组织的一种恶性肿瘤,5 年生存率为 $20\% \sim 50\%$,好发于大关节,在口腔颌面部的发病率很低。

我把她的病理结果报告给组里的老师,大家惊讶之后沉默一片。我问老师:"之后她怎么治疗呀?"老师摇摇头,说:"只能先做放化疗试试看,观察。"

回忆起术前在医生办公室碰到何老师也在看这个患者的片子,我问:"何老师,你觉得这个可能是什么呀?"何老师滑动着屏幕,我看到这个肿块从颞肌周围出发,向下内包绕着下颌支,外面能摸到的确实是冰山一角。何老师点了点喙突位置,说:"肿物和喙突粘连,可能是喙突来源的。良恶性不好说!"现在想来,当时何老师的想法是相当正确的,只是当时的我觉得肿瘤界限清楚,没有症状,应该是个纤维相关的良性肿瘤,即便影像显示血流丰富,也应该只是良性肿瘤内部存在血管瘤,完全忽视了肉瘤的可能。我感到十分懊悔,然而懊悔又立刻被无力感攫取,即便当时我想到了肉瘤,也只能进行切除和放化疗,能做的其实微乎其微。

一场秋雨一场寒,生活一如既往地向前,新老患者交替,病房的医生办公室里依旧人声鼎沸,我乘电梯下到一楼去看新的患者,开门的时候看到两个熟悉的身影,我顿了一下,是那对爱笑的姐妹。姐姐戴着口罩的脸上表情平淡,眼睛低垂着望向前下方。我想回头打个招呼,声音却卡在喉咙。不知道为什么突然回想起术前中午我去看她的场景,病房里熄着灯,大家都在午睡,她低声问我:

"切口会很长吗?"我亦轻声地回应她:"从发际线走的,以后头发会盖住的。"她的眼睛亮了一下,嘴角上扬起一个生动自然的弧度。我突然意识到,在手术之前她或许并没把这个肿瘤放在心上,她其实只是个爱漂亮的女生而已。术后,恶性肿瘤的病理报告、放疗建议、复发可能,像悬在半空中的达摩克利斯之剑,不知是否会改变她的笑容。

我摇了摇头,抬起眼睛恰好迎上她的目光,她好像认出我了,给了我一个弯弯的笑眼。那一瞬间,我的担忧好像都化解了,或许我错了,或许她并不会将这一份病理报告当作命运的审判书。

祝她治疗顺利。但愿她成为那幸运的 50%。

(高碧聪)

点评

【读者】

小姑娘病情一波三折,多么希望那个肿物就是一个普通的血管瘤,却是一个凶险的肉瘤。30 岁、未婚、恶性肿瘤,这几个标签对一个年轻姑娘来说是沉重的。正如文末所写,祝小姑娘治疗顺利,但愿她成为那幸运的 50%。

【医学生】

头面部肿物的诊疗过程竟如此曲折,故事里的女生辗转于眼科、普外科、神经外科、肿瘤科,都未有定论,好在最后找到了口腔颌面外科。专科的细分,让诊治更锚定,但也在一定程度上增加了患者的就诊难度。做好预检分诊,节省就医成本,仍是我们努力的方向。

【医生】

这个故事里有治疗的经过,有诊断的推翻,有医生的反思和探索,有医患之间的沟通互动,也有温暖的情感和美好的希冀。"医学是门不确定的科学和可能性的艺术",往往寻找疾病原因的过程并不都是顺利的,需要循着临床表现和各种辅助检查的蛛丝马迹,进行合理的推断。人食五谷杂粮,疾病也千变万化,医生在临床工作中要多问几个"为什么"和"还有吗"。除了要想到一些常见病的诊断,脑子里还要始终绷着一根弦——如果不是这个诊断,可能还会是什么?

围　困

○ **导言** ●

　　每当想起他,我耳边就回响起杨绛先生那句"那是一个幸运的人对不幸者的愧怍"。我资历尚浅,医院里年轻人的悲剧,见得不多,临床知识和经验也积累得太少。面对这样一个患者,我也希望自己能像身经百战的老师们一样,去拍拍他们的肩膀,给出简短但却最有力的安慰,或是给出行之有效的治疗方案。纵使我内心百般波澜,却未发一语。这才痛悟,所谓医者人文,并非课本习得,而是日复一日地在与患者相处与自我反思中,实打实地领会。

▷▷▷▷▷▷▷▷

　　"我来给你放胸腔积液……"

　　我戴着口罩和帽子,手拿引流袋,出现在了 39 床。他是一个 31 岁的年轻患者,在左右两床的老人中间,显得分外内敛与寡言。

　　他是昨天因左侧胸腔积液转院过来的。半月余前,他时常感到胸闷不适,偶有刺痛,连着后背也痛。晚上睡觉感觉喘不上来气,需起身才能缓过来。他是互联网公司员工,繁忙的工作让他无暇顾及身体的警报,就这样熬了十多天才到医院就诊。

　　外院胸片显示左侧胸腔积液,入院后医院给他做了胸腔穿刺抽液。第一天,抽了胸腔积液 500 毫升,呈淡黄色;第二天,800 毫升,呈淡红色;第三天,500 毫升,呈暗红色。胸腔积液培养报告示:头状葡萄球菌。结核菌素试验强阳性(硬结直径 2 厘米)。肿瘤标志物检查示:癌胚抗原(CEA)12.88 纳克/毫升,糖类抗原 125(CA-125)521.9 单位/毫升。胸部增强 CT 示:左侧胸膜包括斜裂欠光滑,多处微小结节状突起,左下肺见一直径约 6.5 毫米略高密度结节,左肺下叶斜裂胸膜旁团片影,叶间积液。

检查做了,胸腔积液抽了,标本也送去化验了,但病因没查出来,于是他转到了我们医院。

入院问询病史时,他很是配合。但令人纳闷的是,他没问我任何问题——无论是接下来要做什么检查,或者是疾病严不严重——这些我们日常要应对的问题,却一个都没从他嘴里蹦出来,他只是很配合。

不过也幸好他没问我什么,因为对于他的病情我也是一头雾水……

胸腔积液培养到球菌,是感染?类肺炎性胸腔积液?

结核菌素试验强阳性,是结核性胸膜炎?

肿瘤标志物里 CEA 和 CA-125 升高,是癌性胸水?

单侧胸腔积液,还有胸膜结节状突起,不会是胸膜间皮瘤吧?

我被自己冒出的想法吓了一跳,转而又摇头否定,他还这么年轻,应该不会是癌症。

"今天给你放 300 毫升胸腔积液送去检查,常规、生化、脱落细胞这些都要查一下……"思绪回到了手上的操作,我边接上引流袋边跟他解释道。"好。"一如昨日般配合且寡言,从他的神情中读不出一丝情绪。

检查推进得很快,胸腔积液结果提示:CEA 114.4 纳克/毫升。这条分岔路有了模糊的方向。结合他的病史和胸部 CT,不排除肿瘤的可能性,带组主任决定让他做胸腔镜和 PET/CT 检查。接下来的几天,每个结果都将他不断指向"肿瘤"这条路——胸腔镜下见左侧壁层胸膜多发结节伴大量胸腔积液;PET/CT 示左肺下叶内基底段不规则软组织密度团块,恶性病变可能;胸膜多发转移、多发淋巴结转移、L_2 椎体骨转移灶考虑。

尽管胸膜活检的病理报告还未出结果,但经验丰富的老师们对结果已基本有了预判。要不要告诉他?这成了困扰我们的下一个问题。他刚结婚 2 年,宝宝也才出生不久。他扛得住吗?他的父母扛得住吗?他这个崭新的家庭关系扛得住吗?……这本该是他人生新阶段的起点,却猝不及防地被命运踩了个急刹。

主任还是选择先告诉他的母亲。谈话过程我不得而知,可令我久久难以忘怀的是,那天下班我刚走出办公室,远远就望见走廊尽头有个人蹲在角落,蜷缩着,身体颤抖,号啕大哭,哭声穿透了整个走廊。我忽然觉得他母亲的身材竟如此矮小。或许我应该做些什么,上前拍拍他母亲的肩膀,或者给她一个拥抱……但我只是默默地退回了办公室,听着哭声一阵又一阵……最后慢慢淡去。

我只是一个 26 岁的实习生,在我有限的临床生涯中,尽管并不是第一次直面癌症和死亡,但多数患者是年过古稀、耄耋之年的老年人,或是年过半百的中年人,他们看起来坦然许多,似乎都心照不宣,默认了这样一种结局,但同样也会想尽办法咨询医生,尽力抗争。尽管这同样残忍,但就像是在已经充满皱褶的皮肤上,再划开了几道口子,伤口很快就会隐匿在原来的沟壑之中。而我第一次看到这样年轻的身体,承受这般苦痛,这几道口子,霎时变得触目惊心。

我也是个年轻人,是个幸运的年轻人。有着顺风顺水的人生,无性命之虞的体魄,尚不知如何应对这样的无常。让我如何能够坦然地站在他和他母亲面前,去给出来自幸运者不痛不痒的安慰。该怎么开口呢?无论怎么措辞,最后都将化作一声叹息。

当我们还年轻时,总觉得未来还很长,很多事情都来日方长。可死神对于年轻的生命却从不网开一面的,反而一股脑地把问题推到年轻人跟前,掐着秒表逼问你生死。光是想想,我便打了个激灵,死神如此之近,着实令人崩溃。而这些,切切实实地摆在了他和他的家人面前。

他应该是听到这哭声了吧,他该是从母亲每日的郁郁寡欢中知晓这一切了吧。出于惋惜也好,出于同情也罢,无法给出安慰的我,只能把他的病历打开看了一遍又一遍,拿着报告研究再研究,仿佛这样就能改变结果。我也时不时跑去病床边看看他,和他聊聊天,询问他的病情变化。可他还是一如既往地沉默寡言。或许从一开始,他就已经有了预感,只是这命运的当头一棒,让他无所适从,心灰意冷。

后来,他出院了。选择去上海找私立机构做基因检测,花了数万元,这可能是他对抗命运不公的方式。我们医院的检测结果也不出意外:肺腺癌、Ⅳ期、EGFR 基因 19 号外显子突变(19-Del)。

几经劝说下,他回来接受了靶向药物治疗。他看起来像是接受了这一切,可常人无法想象,这年轻的身心经历了多少次打碎和重建,才接受了命运的安排。

发表在《柳叶刀肿瘤》的相关研究对 2019 年全球青年人(15～39 岁)的癌症负担数据分析显示,2019 年全球共计有 119 万青年新发癌症病例、39.6 万青年癌症死亡病例,癌症成为导致青年人死亡的第四大主要因素。我国肿瘤登记中心的数据显示,20～39 岁年龄组的肿瘤发病率在 2000 年是 39.22/10 万,到 2013 年增至 70.01/10 万。这数字看起来好像没那么触目惊心,大家也多默认自己不会成为"分子"。可当癌症真正来临时,年轻的癌症患者们,却被围困住了。他们面临的情况如此棘手,而被确诊为癌症,或许只意味着生活巨变刚刚开始。

作为一名年轻医生,我面对这样的情况,同样被自己的无力感所围困。实习工作还在继续,接管的患者一个接一个,但我总会时不时地想起他,反复思索医者的使命是什么,除了在专业范围内尽己所能外,又该如何帮助他们减轻痛苦,如何更好地给予安慰。

我们的医学教育是否需要死亡教育,还是让每一个年轻的医生在直面生死无常后,自然结痂愈合,产生屏障?我还没有答案,但我会不断寻找。

（梁烨华）

点评

【读者】

这本书里有很多关于年轻患者的故事,之前总觉得还年轻,病痛离我们都很远,现在看来疾病随时都可能到来,无关年龄多大,人生几何。我们能做的也只有珍惜当下,照顾好自己的皮囊,让它尽可能久地承载我们的灵魂。

【医学生】

在《当呼吸化为空气》一书中,保罗写道:"医生的工作,就像是把两节铁轨连接到一起,让患者的旅途畅通无阻。"诚然,医生很难阻止疾病的发生,而癌症无疑是一枚炸弹,让患者和家属的生活瞬间破碎瓦解,分崩离析。悲伤不可避免,医生能做的,或许是去扶起他们,陪伴他们面临挑战,并帮助他们理清思路该何去何从。

【医生】

一个31岁青年被诊断为"肺腺癌,Ⅳ期",这5个字对于他和他的家庭来说都不啻一个"晴天霹雳"。作者从医学生的角度观察他和他背后的家庭,看到"身材矮小的母亲蹲在角落,蜷缩着,身体颤抖、号啕大哭"……故事读完让人深思。恶性肿瘤是一种困扰着全人类的疾病,不论男女,不论年纪,都可能和它正面交锋。目前的医疗技术尚不能治愈晚期的恶性肿瘤,为了弥补因技术局限造成的遗憾,给予患者和家属更多的人文关怀就变得必不可少,正如古希腊"医学之父"希波克拉底所说,"医生有三件法宝,第一是语言,第二是药物,第三是手术刀"。如果患者的疾病不能靠手术刀和药物去治愈,就让我们用语言和关爱去帮助他们吧。同时也希望基础科研与临床研究携手,早日攻克癌症难关。

平凡而伟大的妈妈

导言

　　一个休息日的午后，我无意间看到了国内医疗纪实节目《人间世》，其中讲述了一位抗癌妈妈张丽君的故事，一时间让我心生感慨。那段时间，我正轮转到肝胆外科，主管的患者中也有这样一位抗癌妈妈小艾，一个患癌却非常爱笑的年轻妈妈。同为母亲的我，因为她们的故事而感动、感伤，她们的勇敢、果断和坚持震撼着我，也让我坚信只要不放弃，就仍有一线机会，于是想提笔记录一下她们的点滴，借此鼓励这群特殊的人。

◁◁◁◁◁◁◁◁

　　初次到她床前采集病史时，我心里为之一惊，眼前是一位微胖、憨憨的、穿着格子睡衣的患者。病历显示：女，小艾，33 岁，发现肝内巨大占位（10.5 厘米×8.7 厘米）半年余，未接受过任何治疗。我问道："为什么半年不来医院呢？难道平时没有不舒服吗？"她淡淡一笑："平时还好的，偶尔会感觉肚子胀胀的。查出来这病时，怀二宝五个多月了，胎动很强烈，心想不管怎样，咬咬牙先把孩子生下来，再去治疗，孩子会带给我好运吧！"

　　同为人母，小艾的处境我感同身受，所以特别关注她，每次上班第一个就查看她的情况。几天后肝穿刺活检病理结果显示：腺癌浸润，符合胆管源性（即肝内胆管细胞癌，是指来源于肝内胆管二级或二级分支以上胆管上皮的恶性肿瘤）。和我想的一样，恶性是无疑了，预后怎样还不能确定，但作为主管医生，在患者最脆弱的时候，一定要给她信心，鼓励她坚持下去！

　　我鼓足勇气告诉她："小艾，病理结果出来了，是恶性的。"

　　"哦。"她看着我，轻声应了一句，然后一脸茫然，望向窗外。

　　我走近了一点，拍了拍她的肩膀，安慰她："小艾，没事的，现在医学技术发达了,像你这种情况我们也遇到过好多,一般前期可以通过介入治疗和化疗先控制癌细胞的生长,后期可以选择手术治疗,预后还是很值得期待的!有些比你情况还糟糕的患者,选择积极配合治疗,现在都恢复得不错呢!"我一边说一边观察她的神情,她的眼神由刚开始的害怕和迟疑逐渐到流露出一丝希望,最后说道:"没事,医生,我不怕!我相信你们!我配合你们治疗!"

此后的每次查房,我们都是报喜不报忧,小艾渐渐也开朗起来,吃得香也睡得香,有时候我们交代她当天要去做些什么检查,如果要求空腹,她第一反应都是:"哦,那啥时候能吃东西呢?"我和带教老师相视一笑,心想:"她心真的大,每次关注点都是吃!"不过挺好!生病的人就应该心态好!

经过会诊,我们给她安排了经导管动脉化疗栓塞术(TACE),手术过程非常顺利,术后给予化疗药物继续治疗。住院1周后,她的各项指标稳定,我告诉她:"小艾,你可以暂时出院回家休养了。等过段时间再来医院复查,评估下能否手术治疗。"

她开心得像个孩子样手舞足蹈,"终于可以回家见俩宝了!"

"你想他们吗?""想啊!我最担心老二了,你看我女儿可爱吧?"说着就把手机里的照片拿给我看。

"嗯,好可爱的宝宝呀,手臂一节节的像莲藕一样,养得真好!"

"是啊,二宝胃口大,生下来就给她喝奶粉了,产科医生说我这病耽误不得,出了月子我就来你们医院治疗了,感觉有点对不起她呢!我都没怎么带她!"小艾说着说着眼里泛起泪光。这一刻,她的眼里满是愧疚,想着念着的都是她的孩子,她仿佛忘记了自己是个癌症患者,从她身上我看到了"为母则刚"!我心里顿时对她肃然起敬!

看着她,我脑海里突然浮现出医疗纪实节目《人间世》里面的那位抗癌妈妈张丽君,她是在孕检的时候查出胰腺印戒细胞癌。这是一种恶性程度较高的肿瘤,当时张丽君不顾家人反对,毅然决然放弃治疗,舍命产子,因为她怕自己走了丈夫会孤单。可是在她去世后1年,丈夫再婚,孩子也交给外婆抚养。事件一出,社会舆论哗然,大家一边谴责其丈夫的薄情,一边又在替她惋惜:如果她当时放弃孩子,积极接受治疗,她至少可以多活好几年呢!想到这里,再看看眼前这位患者,突然意识到住院1周了,却始终没看到小艾的丈夫来过,都是她的母亲陪伴着她,便问道:"那明天你老公会来接你出院吗?"她笑道:"会的,会的,他工作忙,家里还有俩孩子要照顾呢!"

出院那天,我把出院小结交给她,终于见到了她的丈夫。他非常仔细地询问妻子出院后要注意哪些事项,什么时间来院复查。我心里庆幸,庆幸他是个有情有义的丈夫。交代完出院事项,我目送他们远去,在心里默默祝福这位平凡而伟大的妈妈!

（翁利梅）

点评

【读者】

医院是最能看穿人心、体现人性冲突的地方。故事的女主角是两个孩子的妈妈,却得了胆管细胞癌,未来病情发展有着可预见的结局,心里不禁唏嘘,只能祝福她的家庭能熬过这个难关,孩子可以健康、快乐地长大。

【医学生】

每个妈妈和孩子,都是生死之交。为了宝宝的"生",故事里的她,将自己的治疗推迟,而张丽君更是决定舍命,这不仅让人感叹:女子本弱,为母则刚。感动的同时我也不禁暗自思忖,希望被歌颂的母爱不要成为女性的"枷锁"。关乎生死的选择,没有对错。

【医生】

胆管细胞癌是恶性程度非常高的肿瘤,但不是"不治之症",通过手术、化疗、放疗、靶向、免疫等综合治疗,患者生存率已经有明显提高。文中的小艾,不顾自身安危毅然决定延后胆管细胞癌的治疗,诞下"爱的奇迹"。"世上只有妈妈好,有妈的孩子像个宝……"看着这样的故事,再听这首歌,眼泪不自觉地落下来。世间的爱有千万种,唯有母爱是最无私的,是永恒不灭的。

叙事陪伴,不再孤单

导言

2019 年 3 月初的一天,胡医生从门诊带回一张照片。照片里,会阴部有个篮球大小的肿物,整个阴囊皮肤发红,表面散在破溃,部分已结痂,阴囊中心最大的破溃处表面焦痂覆盖,伴有血性渗液。科室同仁看到照片都非常诧异和震惊!肿块这么大,又有血性渗液,怎么才来就医?据说还是一位大学生呢。怀揣着巨大的疑惑,我非常想见见这位患者。

3 月 12 日,他来了,坐在轮椅上,会阴部顶着篮球大小的肿瘤,起身走路时像螃蟹,旁边的父母满脸愁容,而他却是一副漠然不屑的神情。从谈话中我了解到这个孩子因家庭变故,无奈与心酸使得他对这个病漠然处之。我对他又心疼,又好奇,很想关心他,萌发了可否应用叙事护理来帮助他的念头,于是记录下了他的故事。

▷▷▷▷▷▷▷▷

2019 年 3 月初,胡医生从泌尿外科门诊带回来一张手机拍的照片。天啊!这哪是睾丸肿瘤,简直是个血淋淋的"篮球"!肿瘤直径大概有 25 厘米×22 厘米×27 厘米,阴囊表面破溃出血。

这张照片让我对这个患者充满了疑惑:带着这么大一枚"炸弹"生活得多不便,他为什么会拖到现在才来医院?

3 月 12 日下午,一个小伙子坐着轮椅来到病房,他那副漠然的神情,与他身旁父母的满脸愁容形成鲜明对比。谈及自己的病情,他冷静得好像肿物并不是长在自己身上。我很诧异,这心态!但马上意识到:一定有什么特别的理由!会阴部顶着篮球大小的肿物,他已经不能正常走路了,是什么理由能让这个大男孩有如此心境?我是他的责任护士,责任大于好奇,我需要知道他刻意隐没

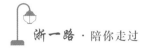

在平静情绪下的真实状态。

手术前,他的病房永远弥漫着一股恶臭,伤口破溃,脓液散发出腥臭味,这让邻床的病友们避之不及。奇怪的是,他的父母除了入院那天在场外,几乎从未露过面。照常理,孩子病情如此严重,父母总该陪在孩子身边。

一天下午,他独自躺在床上无聊地看着手机,我为他更换完液体,试探性地对他说:"现在术前检查得差不多了,过几天就可以手术了,很快可以把肿瘤拿掉了。"

"如果不是因为家里的事,我早就回杭州看病了。"他没有抬起头看我,目光流连在手机屏幕上。

"家里怎么了?"他父母的异样,有心的人自然可以从日常的生疏中看出来。他叹一口气,说道:"唉!他们的家里都没有我的房间,这次手术的费用也不晓得谁出。我妈妈再婚后又离婚了,还要抚养妹妹,我就是个累赘。听天由命吧!以后还不知道会怎么样呢。"他的目光始终没有看向我,用冷淡和沉默结束了我们的对话。

3月19日,小林在全麻下行右侧睾丸根治性切除术。术后会阴部巨大的肿瘤不见了,取而代之的是厚厚的纱布及引流皮片。房间里的恶臭逐渐散去,病房里的病友和家属也愿意和他沟通了,父母还找了一位护工照顾他,他终于露出了笑容。手术后,他的父母时不时地出现在病房,给他送来家里烧的饭菜。他调侃道:"两个老死不相往来的人终于见上面了!"

3月20日下午,趁着午后安静,我和他聊了几句。因为伤口位置特殊,他总是拉着床帘躲在自己的小空间里。我拉开帘子,掀开被子看了一下伤口的敷料,看似无意地问他:"小林,昨天手术为什么不让妈妈来陪你?"小林转过头,不让我看见他的表情:"她要上班,还要管妹妹。来了我怕她难过,她已经好几天没睡过安稳觉了。"

伤口的敷料上已经有了一层薄薄的渗出液体,臭味比手术前淡了很多。我拉铃请医生来换药,问道:"等伤口长好,回去你还住在爷爷家吗?"

小林弯下腰,看了看自己的伤口:"我想住在妈妈家,好歹有个妹妹可以和我说说话。爸爸家里的阿姨对我不好,可爸爸能负责我的大部分医药费,还有小部分要我妈妈来承担。"

"事情一天一天在好起来,对吧?肿瘤切掉了,日后不妨碍走路,身上也不会有味道了。"我瞥了一眼床头柜上的单据,小林是个细心的年轻人,林林总总的手术收费明细,他总是逐行在看。他第一次露出焦虑的神情,年轻的脸上有了成年人的伤痛。他问我："可是肿瘤的恶性程度不知道啊。还有,手术后要不要再做另外的治疗?我还能回去上学吗?将来能成家吗?"我心里暗暗记下他的问题。这些问题需要病理结果出来,我查阅资料后才能更有信心地回答他。此刻我只能鼓励他："病总是在一天天地好起来的,无论结果怎么样,要相信医生,我们一定会帮助你做最好的治疗的。"

某一天下午,我把来探视的小林妈妈拉到走廊尽头的长窗下,深谈了一次。这位经历坎坷的中年女人,把婚姻中的波折一股脑地倾诉给我:十多年前,前夫有了外遇导致婚姻破裂,前夫重新组成了家庭,儿子被判给自己抚养。儿子初中时,前夫通过打官司要回了儿子的抚养权,但他又担心儿子与继母的关系处理不好,就让青春期的儿子和爷爷奶奶住在一起。她也再婚了,又生了一个女儿。第二任丈夫与儿子的相处并不愉快,口角不断,这让她的婚姻再次亮起了红灯……儿子其实上大学住校期间就有附睾炎,一直拖着、忍着,没有告诉她。年初儿子就感下体不适,睾丸肿块慢慢大起来,直到不能正常走路,他眼看瞒不过了,才来就医。

我听了心里五味杂陈,不知怎样安慰这个不幸的女人、这个不幸的家庭,还有这个更不幸的儿子!

术后第三天,由于伤口渗出液比较多,凡士林纱布几乎和小林的皮肤粘在一起,每次换药都成了上"酷刑",而且是痛在"那个地方"。每次换药他都让陪护先出去,拉上床帘,深吸口气,就像在准备迎接一场战斗。看到小林恐惧和焦虑的眼神,我对他说:"你放心好了,换药时我会让医生手法轻点。换药是很痛,但你也很勇敢,男子汉,有什么过不去的,不就是换个药吗?等伤口慢慢愈合了,就离出院不远了。"听了我的话,他拿起一块毛巾咬在嘴里,眉头一皱,看着着实让人心疼。

又过了几天,我在巡视病房时,看到小林朝我招招手,红着脸轻声地问我:"阿姨,我想问你个问题,切除一侧睾丸,对以后生育有影响吗?"

我对他说:"切除一侧睾丸后,只要另一侧睾丸能正常分泌雄性激素,并不会影响生育能力。再者说,我们还可以用药物去补充雄性激素。"听了我的话,他长出了一口气,心中的大石总算落地了。

看到他表情释然了,我马上就转移了话题:"你学习成绩好吗?"他告诉我,在初二的时候,因为科学成绩不太好,所以年级排名并不靠前。后来他暗暗下定决心,期中考试一定要冲到年级前 50 名,住校期间每天晚上用手电筒在被窝里看书、做题,有一段时间半夜 12 点钟才睡觉。

我对他说:"我女儿和你一样,也是因为科学拉分,后来只考进了优质高中,而不是她理想的重点高中。还是你行! 那身体吃得消吗?"

他说:"成绩上去了,就有动力了。后来考进了余杭高级中学,那可是我们那里最好的中学了!"说到这里,他的眼睛里闪着自豪的光芒!

我趁热打铁:"那你现在把当年读书的劲头用出来!"

他用坚定的目光看着我:"嗯,我一定配合治疗,无论有多苦多难!"

我欣慰地看着他:"我们一起努力!"

术后第六天,病理报告出来了:右侧睾丸混合型生殖细胞肿瘤(以胚胎性癌及卵巢囊瘤为主,另见少量未成熟畸胎瘤及绒毛膜癌成分,大小为 19 厘米×18 厘米×16 厘米)。主管医生和小林父母交代了后续治疗方案:化疗。他自己也知道了这个并不太好的结果,我想找他聊聊,想感知下他得知这个结果后的心境。

有一天输液时我问他:"小林,病理报告出来了,手术后还要进行化疗,你能挺得住吗?"

他叹了一口气,"我听说化疗很痛苦,会恶心、呕吐,还会掉头发,真担心自己扛不过去。化疗科在城站院区,换一个陌生的地方又要适应新的环境,我心里真是七上八下的。可是生了这个病,又有什么办法呢,只能接受现实。不知道治疗效果会怎么样。"

我安慰他:"现在医疗技术这么发达,金主任团队已经打赢了第一仗,接下来我们还要继续战斗下去,直到把病魔打败! 你有信心打赢这场仗吗?"

他叹了一口气,沮丧地对我说:"生了这个病,对今后的学习、生活肯定有影响。我已经很久没上学了,出院后还要去做化疗,又要花一大笔钱。"

接下来的几天,我看见他老是忧心忡忡,经常呆呆地望着窗外,心思很重……

出院前的一天下午,小林妈妈来医院看望儿子,在病区走廊上我把她拉到一边:"这几天小林情绪不高,我们一起做做工作,想想办法解开他的心结。"林妈妈对我说,小林多才多艺,高中时参加过歌唱比赛,得了第二名;在大学里担任过节目主持人,还取得了"校园十大歌手"的称号。本来这个学期开学要让他主持晚会的,现在去不了了。听到这里,我有了对策。

回病房后,我找到小林:"每次来都看你戴着耳机,你喜欢音乐?"

"是的,我喜欢唱歌!"他的眼里闪着光。

"我听你妈妈说,你在高中和大学还参加过校园歌手大奖赛呢!"

他的话一下子变多了："是的，大学里我还得了第一名呢！"

我趁热打铁："你看你多优秀啊！成绩好，又多才多艺！那你有没有参加过培训啊？"

"当时我们学校请了一个声乐老师教我们唱歌，我每天下课后都会跟着声乐老师在音乐教室练习，凭着对音乐的热爱和不懈的努力，终于在校园歌手大赛中获得了好名次。"

我马上竖起了大拇指，称赞道："真棒！所以说只要有恒心，什么困难都能战胜！现在手术做好了，后续治疗还要打持久战。你放心，化疗科医生会根据你的病理报告为你选择合适的化疗方案，你对医生、对自己，都要充满信心，好好配合治疗。"

妈妈在一旁也按捺不住了，说："你不要担心费用，我们会想办法的，爸爸已经在和我商量了。妈妈还想换一套大点的房子，方便你以后回家住。儿子你放心，我们都在你身边，我们一起战胜病魔！毕业后还可以找个好工作，现在网络这么发达，计算机专业肯定能找到一份心仪的工作的。到时候我们再来医院看看阿姨，把好消息告诉主任、医生和护士，让他们也为你高兴。"

他的眼里充满着希望，自言自语道："明天我就去化疗科了。恶心、呕吐是难免的，脱发了戴顶帽子就看不出来了。等化疗结束，头发还会慢慢长出来的。"

听了他的一番话，我欣慰地笑了。

"看你表现了，这么优秀的孩子，一定能行！以后有了工作好好孝顺妈妈。"

他也咧开嘴笑了，说："好的，我一定不让你们失望。"

（张琦）

点评

【读者】

有一种叛逆，是不甘于命运安排的顽强。他的父母离婚，各自组成了新的家庭，可惜继父、继母对他不好，21 岁时又长了肿瘤。在这些人生的逆境中，他是顽强的、乐观的。

【医学生】

故事里的"我"用实际行动诠释了什么叫医者仁心。小林的心理压力来自疾病痛苦、家庭关系的复杂和经济负担,等等,而"我"从生理、心理、社会支持方方面面给予小林支持和关爱,帮助他走出阴霾,拥抱希望。这也给我上了一堂生动的医患沟通课。

【医生】

叙事是患者讲述自身经历过的疾病、创伤事件的一种方式,揭示的不仅仅是患者生理上的痛苦,更是心理层面的困扰,如恐惧、焦虑、自我接纳障碍等,是患者情感宣泄的出口。肿瘤患者在接受治疗的过程中会出现多种不同程度的负性情绪反应,其中最常见的是焦虑和抑郁。这些负面情绪会致使患者出现消极心态、易激惹、入睡困难、噩梦等问题。责任护士通过倾听、回应与患者进行交流,了解患者的过往经历,走入患者内心,与其共情,尊重和重视患者的感受和需求,使患者在住院期间感受到被关心、被牵挂和被尊重,以缓解他们的负性情绪,增强自我归属感和战胜病魔的信心。

疾病是一个故事,患者有眼泪要流,有故事要讲述,有情绪要宣泄,有心理负担要卸下,叙事这个过程本身也是治疗。每一位患者都像是一部小说,我们像读小说那样去读懂患者,我们就能与患者共情,从而在医疗实践中展现人文素养,给予患者人文关怀。

顽强的生命力

导言

老陈是一个普通得不能再普通的患者,普通到他的经历在肝胆胰病区屡见不鲜:发现肝癌→手术→复发→再次化疗,手术→再次复发→再次手术……。我想记录的这则故事,不仅仅是老陈的,也是反复抗癌的患者们的故事。他们让我见证了顽强的生命力,他们就像是生长在悬崖缝隙中的小草,即使生存环境困难重重,也要顽强生长! 他们都有一个信念——只要活着,就会有希望!

1. 苦难降临——初诊肝癌

法国存在主义作家加缪曾说:"苦难使人睁开眼睛,找寻真理的永恒之光。"当看到身患肝癌五年,数次复发的老陈时,我脑海里不禁浮现出这句话。

老陈是一名高中教师。他年轻的时候,曾被诊断为乙肝。老陈说:"一开始,听说乙肝可能会发展成为肝硬化和肝癌,我心里也慌过,但心想该来的终究会来,躲也躲不掉,不如放平心态。听说心态好,身体也会好。慢慢地也就释然了。"老陈说起往事,就像个邻家大伯,完全看不出来他备受肝癌折磨多年。

自从被诊断为乙肝,老陈就一直规律服用抗病毒药物,按时复查。他是学生口中的好老师,是妻子眼中的好丈夫,是孩子心中的好爸爸!

然而,不幸却依然降临在这个好人身上。

5 年前的那天,同无数个常规复查的日子一样,老陈觉得身体没有任何不适感,只是为了以防万一来检查一下。但与往常的复查不同,那天的 B 超检查时间格外漫长。老陈回忆起当时的情境:"我那时候就有点慌了,但是心里又抱着一丝侥幸,我在想检查这么久,会不会只是这个医生比较年轻,比较谨慎,应该不是自己出了什么问题!"然而,检查结束后,医生严肃地对老陈说:"你的肝上可能长了点东西,需要进一步检查。"

再往后,老陈做了CT、磁共振……最终,确诊了。"右肝Ⅴ、Ⅵ段交界处1.8厘米结节,考虑小肝癌,肝硬化。"听到这个消息,老陈心里反而放松了:"这些年,一直担心会变成肝癌,现在确诊了,反倒不用担心了。况且医生跟我说,发现得早,只有不到2厘米,可能都不用手术!"

2. 射频消融——首战胜利

老陈去了肿瘤专科医院,医生给出的建议是,"肝癌体积比较小,可以考虑射频消融治疗。"就这样,老陈接受了射频消融治疗。治疗后医生跟老陈交代过,肝癌还是有可能复发的,需要定期复查。

治疗后1个月复查,没事。3个月、6个月、1年、2年,也都没有复发迹象,老陈心想这应该没问题了吧。

3. 苦难再临——肝癌复发

射频消融治疗后两年半,肝癌复发了! 这次的肿瘤体积比之前要大,3厘米,需要手术!

2019年春节前,老陈做了腹腔镜下肝癌切除术和胆囊切除术,肿瘤大小为3.0厘米×2.7厘米。术后病理提示:高分化肝细胞肝癌,结节性肝硬化,慢性胆囊炎。医生告诉老陈:"高分化肝细胞肝癌的预后相对比较好,但是为了预防肝癌复发,建议做个经导管动脉化疗栓塞术(TACE)。"老陈听从医生的建议做了两次TACE。

4. 三战肝癌——生命的脆弱与顽强

天不遂人愿。1年后,老陈的肝癌又复发了。2020年4月,老陈去查甲胎蛋白的时候,发现这个肝癌相关的指标又升高了。老陈平静地对我说:"发现再次复发后,我在肿瘤医院一共做了4次TACE,医生说没控制住,所以我就到你们浙大一院又做了一次TACE。现在我有点咳嗽,痰里面有点血丝,医生怀疑可能有点不好的毛病,所以我就又到你们这儿来看看。"

听完老陈曲折的抗癌经历,对老陈我由衷佩服,5年时间,2次复发,1次手术,1次射频,7次TACE,老陈几乎把治疗肝癌的所有方式都做了个遍。

生命何其脆弱,又何其顽强! 我仿佛看见老陈身上闪耀着"找寻真理的永恒之光"。他以坚强的意志与癌症顽强抗争,活出了生命的精彩!

5年漫漫抗癌路,老陈的抗癌经历值得我们学习。作为乙肝患者,他定期复查,在肝癌早期就发现了病灶;肝癌复发后,他第一时间就做了手术,术后做了 TACE 预防。

有人说,做这么多,最后不还是复发了吗?可是如果老陈没有定期复查,可能一发现就是晚期,根本不可能活过 5 年。如果术后没有定期复查,也不可能第一时间发现复发,为手术赢得机会。

万幸的是,这次老陈的支气管镜活检结果没有发现肿瘤,经过多学科讨论,认为老陈可以先用立体定位放疗。

希望老陈这次可以再渡难关。

（王季丽）

点评

【读者】

生、老、病、死,是任何人都躲不过去的人生课题。不同的人面对同一课题,面对它的态度可能截然不同。文中的老陈在与疾病长达 5 年的抗争中,始终保持着积极乐观的心态,在与肝癌的这一场正面遭遇战中绽放出了生命的精彩,他所展现的顽强意志值得敬佩。

【医学生】

从乙肝到肝癌,再到肝癌复发,老陈在 5 年抗癌之路上一次次被"打倒",又一次次站起来。在他身上,我看到生命之顽强和坚韧。只要站起来比倒下去多一次,那就是成功!

【医生】

简单地说,医学的本质就是防病治病,维护或恢复人的生理功能。现在越来越多的人开始接受"肿瘤是一种慢性病"的观点。对于肿瘤这种慢性病,医护人员的关爱将会成为一剂良方。

第 3 部分

医者的老师

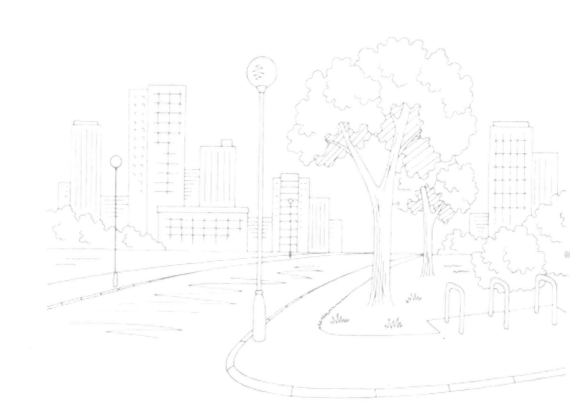

医者的老师

导言

在最近的一次网络会议上,当专家谈到伴 11q 异常的 Burkitt(伯基特)样淋巴瘤时,我又想到了患者老吴。回想起老吴的整个诊断过程,包括他的信任和配合、临床医生的意见和理解、病理技师的合作和支持、上级老师的解惑和指导,我都深受感动。并且,如此少见的疑难病例获得了良好的诊治效果,我很想把它记录下来与人分享。

病理医生和患者往往不曾谋面,没有交谈,但病理诊断需要详尽的病史信息。文中我和老吴夫妇的 4 次交流情景,其实是我平时与多位患者及家属,多种形式交流的缩影与整合。

当患者面对医生时,我留意到他们眼中会流露出一种对倾听的期盼和对理解的渴望。我要求自己对这种期盼和渴望有一个积极且善意的回应。这种回应给我的工作带来许多意想不到的收获,比我能给予患者的帮助要多得多……

下班时间已过去 2 个小时,我也该回家休息了。正准备关掉电脑,我脑子里闪出了老吴的名字。老吴是我们科王老师年初诊断的一个特殊类型淋巴瘤患者,我跟踪随访他已近 10 个月了,估摸他第七次化疗的时间也该到了。

我查到老吴最近的一条住院记录,是 3 天前,现在他已经顺利出院。老吴恢复良好,这在我的预料之中。走出办公室,天很黑了,我一边走,一边回想起老吴的事情。

2021 年 2 月,那是新冠肺炎疫情阴霾笼罩下的一段不平凡的日子。我们每天都在发出一大堆病理诊断报告,肿瘤或非肿瘤、良性或恶性,老吴的报告比较特殊,让我记忆尤深。2021年2月9日(农历腊月二十八),我们看到了老吴的肝脏肿块穿刺组织病理切片,我能肯定这是恶性肿瘤,分化程度很低,但难以判断它的具体类型。肿瘤类型的确定,对于老吴未来的治疗至关重要。作为一名从业20多年的病理医生,此时,我却陷入了困境。

我请教了王老师,并寄希望能从病史中查找到有利于诊断的蛛丝马迹。病历中记录老吴大便次数增多有1年余,每天10多次,腹部隐痛也有3个月余。他曾在当地医院做CT检查,检查结果考虑回盲部恶性肿瘤伴腹膜和肝脏多发转移;做肠镜发现肠道息肉,但没有肠息肉的病理报告。

这样的病例,我们的常规思路是首先考虑肠癌伴肝脏转移,并加上免疫组化检测来证实这个判断。老吴的第一次免疫组化检测结果却令人大跌眼镜,所有针对肠癌的特异性标记物呈阴性,这就基本排除了癌症诊断。不是癌症?那会是什么?我们调整思路,决定改变方向加做免疫组化检测。我打电话给老吴的主管医生小张。听他的声音,我猜想他是个低年资的医生,但他已具备了外科医生的干练和直爽。他快言快语道:"钱没有问题,患者很配合的。你先把免疫组化做上,我通知患者来付钱,看看有没有机会做手术。"

这个病例需要尽快做下去,时间不能拖太久。眼下这个时间点也太特殊了,即将过年,我也不禁焦急了起来。我马上通知技术组老师,让他们先将老吴的蜡块标本切出25张备用。这样做有两个好处:一是防止每次切片时因修片浪费组织;二是患者缴费后能快速进入检测流程,节约1天。这种深部脏器穿刺小标本来之不易,我们把它当宝贝似的呵护着,因为蜡块经多次切片后,极容易把组织切没了。

我拨通了老吴预留的电话,电话那头是老吴的妻子。她很担心老吴的病情,但春节将至,家里年货一点也没有准备,实在是忙得脱不开身,加上疫情影响,又不方便走动。

隔了一天,也就是除夕上午,老吴妻子来找我了。

那是我初次见到老吴妻子,她穿着宽厚的黑色连帽大衣,能感觉到在臃肿的外套下那偏瘦的小个子,帽檐下、口罩上方露出一双眼睛,显得焦虑且疲惫。我说:"老吴患的是恶性肿瘤,但不是肠癌,需要进一步做检测以明确类型。现在有多种肿瘤的可能性,为了节约钱和不浪费标本,免疫组化检测先选择性地定个大方向,后继可能还要做第三次、第四次的。"

老吴妻子听得很认真,得知不是肠癌,她长舒了一口气,毕竟一般人会谈癌色变,但对其他类型的肿瘤就了解不多了。我建议她把当地医院的肠息肉病理切片借来让我看看,她嫌太麻烦了。她说:"已经选择浙大一院,就在这里做检查和治疗,我相信你们。"等她办好缴费手续,我就直奔技术室。技术组的老师说免疫组化规范检测流程需 48 小时左右,所以我这一例只能等春节后才能出结果。我觉得有点可惜,向老吴妻子做了解释,没想到她很理解,说道:"现在诊断不是肠癌,我心里的一块大石头终于落地了。他这病都一年多了,一直在当地医院反复看,也不见好。我希望你们大医院医生认认真真地帮我们看看,我们老家也有风俗,大年初八前不上医院的。你们真辛苦,年三十还在上班。"

她的眼中充满了信任,我很感激,劝她要重视这个病,并反复叮嘱她:"如果这期间有明显不适,如肚子剧痛、发烧等症状,一定要及时来医院。"

短暂的春节假期尚未结束,免疫组化检测结果出来了,我们立刻拿到显微镜下观察,很快排除了几种少见的肿瘤,结论是一种恶性程度较高的淋巴瘤。

淋巴瘤有很多类型,治疗方案也有差别,需要免疫组化检测进一步细分亚型。我立刻电话联系老吴的妻子,并告诉她下次不需要看肛肠外科,尽快到血液科就诊。

大约过了一周,老吴夫妇俩一起来到了我们科室。老吴又高又瘦,但看起来精神不错。我告诉他这个病需要化疗,现在医学发展很快,有一些靶向药物的治疗效果很好,但需要再加做免疫组化及基因检测,先做出精准诊断。他俩一定要我帮忙联系血液科专家,我就给他们联系了张主任。老吴很认真,把我说的一些话又重复了一遍,待我确认正确后露出了一丝微笑。"这下好了,真不需要开刀切肠子了,谢谢您。"他一边说着,一边伸出手和我握手,算是道别。

第二天,老吴住进了血液科病房。一系列的检查有条不紊地进行着。围绕着老吴的病情和治疗,我们和临床医师之间的通话也多了起来。第三次的检测提示老吴患了一种少见的高度恶性 B 细胞淋巴瘤,但在明确类型前,需要做基因检测。因基因检测是自费项目,需患者家属签字同意才能做。

我第三次见到老吴的妻子,她的心情没有上次好。她说:"老吴这几天感觉没有力气,夜里出冷汗。"我劝她别担心,"这里是省内最好的血液科,我们会提供最好的诊治。"做了许多的检查,加上休息不好,老吴的心理负担加重了。我对她说:"这个时候家里人更要坚强,要有信心,这对患者是很有好处的。"我向她介绍基因检测的费用、意义,这次她没有认真听我讲解,嘴里反复说:"听您的,听您的。能不能快一点做?"我能理解她此刻的心情,也能感受到她对我的信任。其实我和她一样,也想尽快知道基因检测的结果。

我期待基因检测结果是阳性,这样就能明确诊断。疾病的发展真不以我们的意志为转移,我担心的事还是发生了,基因检测结果为阴性。这样,显微镜下的形态、免疫组化及基因检测的结果,三者之间并不相符。如何解释呢?我再次陷入困境。此时,对淋巴瘤诊断有丰富经验的王老师说:"看来明确诊断,还需要做一个特殊的基因检测,可能是一种罕见的伴 11q 异常的 Burkitt 样淋巴瘤。"

这是世界卫生组织(World Health Organization,WHO)2017 年修订版造血与淋巴组织肿瘤分类中新增加的一个临时性类型。该肿瘤罕见,我查阅文献发现至今国内外大约只有 100 例报道,并以国外报道为主,绝大部分通过手术切除的大标本诊断。我们仅凭少量的穿刺小标本,能明确诊断吗?我联系了张主任,他很支持我们的想法,建议进一步做基因检测。

我第四次见到了老吴的妻子,她愁容满面。她说:"老吴的病怎么那么复杂?是不是因为拖了一年多的关系?我们家里人没有和他一样的疾病,他的基因有什么特殊?会不会遗传给儿女?"我一一向她做了解释。她听得似懂非懂,最后苦笑了一下,说道:"我听您的,我相信您。"我瞬间觉得压力好大。

四天后,我拿到了老吴的第二次基因检测报告,结果是阳性的!至此,在这个特殊时期,一波三折,历时近 1 个月,终于真相大白,这就是十分罕见的伴 11q 异常的 Burkitt 样淋巴瘤。随后,张主任根据我们的病理报告对老吴进行了规范的化疗。

从那以后,我再也没有见过老吴和他的妻子。我依旧每天上班,忙着看病理切片,发报告。我也会遇到一些疑难病例,碰到一些很配合或很不配合的患者。我习惯性地每隔 2 个月,在电脑中查一下老吴的治疗情况。随着后续的化疗,老吴的各种不适症状不断减轻,多种检查提示其腹腔和肝脏的肿块均逐渐消失。看他恢复得很好,我也很开心。

最近,我发现国内外文献报道了和老吴一样的病例,其具体的化疗方案不尽相同,但患者的治疗效果都非常好,甚至报道的个别病例在手术切除后没有做任何治疗,患者也已痊愈。各国医生对这种罕见病有不同的认识,但随着病例的积累,大家对其诊断和治疗上的认识正在不断深入。据悉 WHO 第五版造血与淋巴组织肿瘤分类将于 2022 年下半年出版。该肿瘤将更名为"高级别 B 淋巴细胞瘤伴 11q 异常",这也将推动我们对这个罕见病的诊疗方案作出进一步完善。

据报道,我国有 30% 以上的罕见病患者需要经历 5~10 位医生诊治才能确诊。然而,如今信息时代的资源共享和快速积累,使大家对一个罕见疾病的认识过程得以大大缩短。我国人口基数较大,因此所谓的罕见病往往并不罕见。大型医院的医生,需要有认识罕见病的意识,需要有诊治罕见病的担当。在缺乏罕见病诊治的医学资料时,患者给我们提供了学习和实践的机会。每一种诊疗措施,都是我们在基于患者的反馈,不断调整、不断积累经验而做出的。我们在努力帮助像老吴这样的患者的同时,患者也同样在帮助我们加深对疾病的认识,加深我们对医学的认识。医者与患者互信合作、齐心联手,战胜疾病,也让人类不断地接近医学的真相。

我赞同那一句话:患者,是医者的老师。

(杨含金)

-------- **点评** --------

【读者】

生活中,到处充满着问题,没有问题意味着没有生活,有了问题才有机会。问题是工作的动力和目标、是等待攀登的高峰。上文中提及的病例,再一次印证,问题是一种客观存在,当它来临时,我们无法回避,只能直面。带着辩证的思考、务实的态度和科学的精神,认真对待它、深入研究它,才能得出正确诊断,制定合理的治疗策略,解除患者的病痛。

【医学生】

病理报告是所有医生的终身教授,是一切谜语的谜底。仍有一些谜底尚未揭晓,而患者正是答案的引路人。医患携手,方能不断接近医学的真相。

【医生】

医学是一门不确定的科学,也是一门充满可能性的艺术,医学不是万能的,医生更不是万能的。这不仅体现在医学、医生在某种疾病治疗上的无能为力,还体现在医学、医生对某种疾病认识程度上的局限性。另外,医学是一门实践科学,是在不断发展、进步的。在发展、进步的过程中,患者才是医生最好的老师,鞭策医生孜孜以求,促进医学研究不断深入,助其攻克医学难题。

红与白

导言

生命是流淌的红色。那晚的抢救让我记忆犹新。江大伯是被按压着进监护室的，在人群推搡中，医者仍需保持自己敏锐的观察力和冷静的判断力。

诊断肺动脉栓塞难，抢救肺动脉栓塞更难，每一次悬崖边上的立足，都为患者及家属摆上了一个随时失衡的天平。

江大伯是幸运的，在红与白的战争中，白胜利了；又或者说，在红与白的共存中，红色开成了花朵。

那天我的眼里似乎只剩下红与白。输液架上各种止血药、成分血、冲洗液，连带输液器与密密麻麻的延长管在白炽灯的映射下白得晃眼；腹腔引流管、胃管、气囊上吸引、导尿管、各处导管穿刺点，以及床下蓄积冲洗液的塑料大桶，却红得刺眼。

江大伯安静地躺在病床上，嘴巴上连着气管插管，脸色苍白，四肢末梢稍显冰冷，浑然不知自己身体正在经历着什么。或许对他来说，就是在做着一个极其漫长、困顿而又不知结局的梦。"李医生，患者还在出血，血色素（血红蛋白）在往下走，血气中的乳酸值还在上升"，我一边汇报病情，一边奔走在江大伯床边与化药室之间。不觉变快的脚步声中，我听到因为江大伯血压至低限监护仪发出的刺耳报警声，瞬间思绪被拉到抢救江大伯的那个白天。

"当时一听到广播响，我全身都紧绷起来了。患者在 5 号楼，我就跟值班医生一起拿着抢救箱跑到 1 楼的电梯口，只见乌泱泱都是人。后面让保安过来把人群隔开，就看到大伯躺在地上，面色发紫……"组长在那里交接事件经过，"然后我们就第一时间给大伯接上了心电监护,1楼科室的其他同仁一起协助我给他开通静脉通路,输上液体,监测血糖,吸上氧气,拉来抢救车。大伯心跳呼吸骤停后,立即启动胸外按压,加压面罩呼吸皮囊鼓肺,注射肾上腺素,紧接着气管插管,插管位置确认。其间大伯的心跳恢复又骤停,恢复又骤停,我的心都提到嗓子眼了。因为呼气末 CO_2 分压不到 10mmHg,复苏效果不好,抢救小组商量后,我们就一路按压着进了监护室。"

到监护室后不过床继续予胸外按压,同时行动脉、深静脉穿刺,抽取血气分析,检查结果为严重代谢性酸中毒、低钾。10 多分钟后,"患者心跳恢复了!"有人喊了一声。值班医生叫来了超声医生。心脏超声、下肢血栓探查显示:右心增大,肺动脉高压,双下肢未见明显异常。但是呼吸、循环突然恶化,右室受累,种种征象直指一个诊断:急性肺动脉栓塞。于是值班医生向上级汇报后,再次请高年资超声医生重复检查,结果显示:肌间静脉右侧股静脉存在血栓。"太好了,终于找到病因了!"我用近乎崇拜的眼神扫了一眼超声医生。

江大伯是一位 73 岁的男性患者,9 月 28 日因前列腺增生于当地医院进行全麻下前列腺等离子电切术,术后发热、腹痛、腹胀,考虑直肠穿孔转入我院。"我爸爸就是每天会间断下床活动一会,那天做好 CT 坐轮椅准备回科,等电梯的时候,听到他喊了声胸闷,手脚抽了几下,就奄拉下脑袋,什么反应也没有了!我当时被吓傻了,不知道该怎么办,只有大声呼叫。"此刻,我看到了江大伯女儿眼神里的无助、害怕以及些许的自责。

"我是不是应该更早地发现? 如果我能早点发现我爸爸不舒服了,是不是就不会到这个地步,怎么会这么严重……我不知道该怎么办……"她仿佛在对我说,又像是在自言自语,掺杂着太多的情绪。

"你不要这么想,你已经很及时了,你做得很好。"作为管床护士,我尽量安慰她道。

抢救继续进行,血管外科、泌尿外科主管医生、呼吸内科医生都被请到了监护室。江大伯术后第九天,肠穿孔诊断未明,引流管有少许出血,留置导尿管引流出血性尿液。溶栓治疗有相对禁忌证,但如果不溶栓,就维持不住其生命体征。

"你们怎么说,溶还是不溶,他原来右股拔掉管子的地方还在渗血呢!"我在床边对着值班医生说道,"还在谈话,唉,我刚才穿深静脉的时候怎么没有一针进?"李医生有点自怨自艾。

"李医生,我觉得你该给他一次机会,现在患者生命体征极不稳定。有的时候,溶栓就是一口气的事。"我说。

李医生看了看我,走去了谈话室。后来李医生跑过来跟我说:"家属同意了!"我没听到他们谈了什么,据李医生复述,原话大概是:"我们有一种溶栓的药物叫做阿替普酶,能溶解血栓,这种药对于符合条件的患者来说,用得越早,好处越大。但这种治疗最主要的风险是有可能引起严重的出血,有时出血会导致死亡。就患者群体来说,这种治疗的潜在益处大于风险。而你父亲此时的情况,溶栓已是刻不容缓。"我知道家属选择这条路的艰难,这无疑是一场豪赌,可谁又会放弃自己的家人,即使是一条最险的路,只要它还是路,就一定会走。

看到家属签下《溶栓知情同意书》,我化开了阿替普酶,50mg 分次给药。透明的药液在日光灯下泛着冰冷的白光,不知迎来的将是人间的锁链,还是死神的镰刀。

液体复苏,大剂量血管活性药物微泵持续泵入、纠正酸中毒,随着阿替普酶的输注,患者呼吸机的氧浓度从 100% 逐渐下调。就在我觉得江大伯病情可以转危为安的时候,现实却给了我当头一棒,让我认清了自己的天真。

"李医生,他右股穿刺处在不停冒血!""李医生,膀胱冲洗液的血性越来越鲜了!""李医生……"我不停地汇报,江大伯惨白的脸和身下中单上浸染面积不断扩大的殷红的血液,深深刺激着我的神经。我加快了自己手头的动作,几根输液皮管宛如大家拼尽全力拽拉着患者生命的绳索,一刻都不敢放松。

"你快点下药物医嘱,你不下医嘱,我拿不到药,记得标注夜间,药房来药快!"

"有谁能帮我去血库提一下血!"

"帮我去楼上做一下血气!"

溶栓治疗带来的出血如同附骨之疽,不仅在慢慢吞噬着大伯,还附着在日光灯下我的影子里。

深海的孤舟什么时候能寻到岭壁的灯塔?窗外有些许微光透了进来,忙了一晚上,我下意识擦了一下额头的汗,望向窗外。刚升起的太阳,泛着点微红,渲染在泛起鱼肚白的天边上。这时,江大伯的出血量终于在减少了。

待情况稍稳,江大伯又去做了腔静脉滤器植入和肺动脉造影术。床边血管超声显示,右侧股静脉血栓有脱落的可能。好在手术顺利。终于,在我们一天一夜的奋战下,抢救药物逐步减停,江大伯转危为安! 更让人欣慰的是,江大伯的意识也转清了,四肢活动良好。

江大伯醒了,不知道他有没有梦到一个身着白衣的人手持一枝火红的鲜花送给他。

后来,我再照顾过江大伯几次。拔除了气管插管,他坐在监护室的床上,歪着头看着我们,可爱又带着生气。

丽塔·卡伦说过:"医学是一种回应他人痛苦的能力。"

所以我想凑到江大伯耳边跟他说:"有我在,不要怕。"

生命中一直存在奇迹,扎根在痛苦上。它是我们拼尽全力才能开出的花朵。

(金杰亮)

点评

【读者】

作者用文字再现了监护室忙碌、紧张、高效的抢救患者的场面。医生和护士协作,专业、冷静、有条不紊地处理突发状况,与家属进行简短而有效的沟通,愿意为了患者顶着压力工作。患病的江大伯是不幸的,然而他能遇到这群可爱、可敬的医生和护士,又何尝不是幸运的!

【医学生】

文中关于急救场面的描述,让我也跟着紧张起来,似乎身在现场,跟着一步步操作——按压、鼓肺、开通静脉通路、推肾上腺素、气管插管……每一步都不能有任何闪失。看到江大伯转危为安,我也跟着舒了一口气。急救成功那一刻,或许是医生最幸福、最有成就感的时刻之一,而过程中的艰辛与汗水,都会随着第二天的日出烟消云散……

【医生】

抢救危重患者,需要很多科室和医护的集体努力。在紧张的救治过程中,医生的临床决策、护士的默契配合,以及高效的医患沟通,环环相扣,缺一不可。作者详细地描了抢救和治疗的细节,还原了救治现场,再现了医生和家属的沟通互动、护士和患者的共情,以及诊疗决策的纠结和反思。都说医患之间要换位思考,互相体谅。然而,难也就难在"换位思考",一个是医者,一个是患者;一个站在床边,一个躺在床上;一个冷静观察和进行逻辑分析,一个与病痛贴身肉搏。所以,只有医生时刻关注着患者的感受,把患者当作一个"人"来照护,在行医过程中时刻保有"人文关怀"的理念,才能更人性化地满足患者的需求,拉近医患之间的关系。

被替代的手术

○ **导言** ●

　　有些患者来到外科病房时,手术意愿强烈,对于自身疾病的忐忑与焦虑使得他们希望医生能尽快安排手术。老周也是如此。他初入病房时对疾病的焦虑和对手术的迫切期待给我留下了深刻的印象。对于外科医生而言,手术并不是万能的,也不是唯一的治疗手段。我们作为医生,虽然能够理解患者对于治疗的急迫,但是对症下药和规范诊疗也是治疗必需的。手术所伴随的风险也让我们对手术选择更加谨慎。因此,在明确治疗方案前,我们需要对患者的疾病情况做完整的评估。也有患者对这些烦琐的检查步骤和等待感到不耐烦。值得欣慰的是,我们给老周安排的检查与后续的治疗方案最终迎来了一个圆满的结局。老周的那个微笑让我相信最合适的治疗方案才能带来最好的结果。

▷▷▷▷▷▷▷

　　主任在结束了上午繁重的门诊工作之后,步履轻快地来到我们的办公室,脸上也比往日多了几分轻松。

　　"你们还记得之前组里那个闹着要出院去上海做手术的老周吗？今天来我门诊复查了,和我们之前预期的结果差不多,激素治疗效果非常好。"

　　大家不由得想起当初那个执意要做手术的大叔,当时他的执拗和焦虑让我们都感到有些头疼。

　　一个月前,老周因为腹痛在丽水当地医院做了检查,全腹增强 CT 检查结果显示胰腺存在占位性病变。当医生跟他讲胰腺上的这个占位有胰腺癌的可能时,老周顿时感到一股凉意从脚后跟直窜到头皮,赶紧让儿子领着他到杭州做进一步的检查和治疗。后来,通过主任的门诊,老周住进了我们的病房。

"医生,我什么时候可以手术?我听说得了胰腺癌要早点手术,晚了就错过最佳的手术时机了,快点给我安排手术吧!"

第一天晚查房时老周满脸焦虑地坐在床上,老周的妻子也是一脸愁容地站在床边,不停地揉搓着双手,等待着主任的回复。

"还要再做一些检查,目前从 CT 影像上看还不能确定这个占位就是胰腺癌,我们等胰腺穿刺的检查结果出来再定吧。胰腺穿刺的目的是通过穿刺针取得部分胰腺可疑占位的组织做病理检查,而病理结果是诊断胰腺癌的金标准。等检查结果出来我们会第一时间跟你们商量后面怎么治疗。"

老周一听还不能安排手术,有些失望,长长地叹了一口气,眉间的皱纹也因为这声叹气加深了不少。老周的妻子抚了抚他的肩膀,想让他放轻松,但她自己的眼中却也充满着焦急与不安。

我们联系 B 超室给老周安排了 B 超引导下的胰腺穿刺。由于穿刺的病理结果需要过几天才能出报告,同时胰腺穿刺后存在出血等风险,我们让老周这几天先好好在病房休息。随后的几天里,每次查房时,老周都会从床上坐起,不等医生问话便先开口询问起检查结果和有关手术的事情。老周的妻子也不时地来到医生办公室,问起检查的进展并嘱托早点安排手术。我们虽然理解他们怕手术时间拖一天,病症会更严重一些,手术效果也随之差一分,但目前的检查并不完善,老周的手术指征还不足,我们只能暂时安抚他们,先耐心等待穿刺检查结果。老周似乎坚信自己患的就是胰腺癌,做这么多检查只是在浪费时间,而胰腺癌的可怕之处也让他早早失去了等待的耐心。

老周的隔壁床老李是位胰腺癌确诊患者,那两天刚做完胰体尾切除术。早上换药时,老李痛苦地唏嘘声和那长长的手术切口让老周对手术多了几分畏惧,但他依旧对手术充满希冀,在医生进出病房时,仍要反复询问检查结果与手术安排计划。一次又一次的回复都是让其继续等待,这让老周开始有些气恼和不耐烦。

几天后,胰腺穿刺结果终于出来了,病理报告显示并没有发现肿瘤的证据。主任看了报告结果后,组织大家讨论了这个病例,最后推测有可能胰腺穿刺时存在偏差而未真正取到占位组织,或者占位性病变可能是由自身免疫性胰腺炎等其他疾病引起。为了排除胰腺癌的可能性,我们还需要进一步进行病理免疫组化和血清 IgG 4 水平检测,自身免疫性胰腺炎多伴有血清 IgG 4 水平升高。

当得知还要再等一些时间后,老周和妻子都是一脸的失望。虽然我们跟他解释了占位病变并不一定是胰腺癌,也有可能是自身免疫性胰腺炎等其他疾病，但这并不能完全打消老周的顾虑。由于无法从我们这里得到百分百确定的答案，老周闷哼了一声，将手机握紧了些，心中计量了一番，最后跟我们提了出院的要求。

"我来你们医院就是听说你们胰腺癌手术做得好，进来都好几天了，检查也做了，现在还不能确定手术，这不是耽误事吗？我不在你们这看病了，让我儿子带我到上海去做手术。今天我就让他去联系，再拖下去，我怕我的病就没办法治了。"

老周的语气比之前更急，之前的等待以及仍无法最终定性的检查结果将他最后的一丝耐心彻底瓦解。老周的妻子也是满脸不解"为什么快一周的时间还不能安排手术？"我们听到老周说要出院去上海做手术，心里有些五味杂陈，从他们的眼神中，我们看到了失望与不信任。但在目前还无法明确占位病变性质的情况下，盲目地进行手术并不是最佳的治疗方案，甚至可能得不偿失。自身免疫性胰腺炎与胰腺癌非常相似，但两者的治疗和预后完全不同，自身免疫性胰腺炎不需要手术治疗，只要内科激素治疗即可。因此，我们希望老周能够继续等检查结果出来再确定后续治疗方案。

"手术对我来说并不难，但我觉得目前恶性肿瘤的可能性并不大，如果是自身免疫性胰腺炎的话，可以不用手术，用些激素就可以治好。无论是做手术还是用药，我们都要先弄清楚这个占位到底是什么性质的。"

主任耐心地向他们解释激素治疗的可能性。沉默片刻后，老周对于主任的解释似乎仍不能接受，他眉头紧锁，凝视着手中的手机，好像并不打算改变自己的想法。即便我们再次解释手术不是万能的，也不是必需的，并且是有限制的，但老周笃定只有早点手术才是最有效、最让人安心的治疗方案。

下午，老周的儿子小周被他叫到了医院。小周无奈地向我们表示老周坚持要去上海做手术。主任将他们带到办公室，再次解释了目前不安排手术的原因和其他治疗方案的可能性。小周在听到可能不是恶性肿瘤的时候，原先脸上的愁容一下子舒展了许多，讨论时紧握的双手也松了不少。他回头劝解父亲，希望他能接受医生的建议，再等一下新的检查结果。经过我们多次解释，老周的妻子终于也开始有所理解，在旁一同劝说，让他等几天再决定去不去上海。老周面对大家的劝解，抿了抿嘴，随后长叹了口气，最终默不作声地回了病房，做出了妥协。

不久后新的病理免疫组化报告终于出炉了，结果显示 IgG 4 阳性，这提示老周的胰腺占位首先考虑自身免疫性胰腺炎，也意味着老周的治疗方案优先考虑激素治疗，而不再是手术治疗。我们拿到报告结果，第一时间告知了老周和他的家人。老周猛地一下从床上坐起，再三跟我们确认自己得的是自身免疫性胰腺炎而不是胰腺癌，没有胰腺癌那么可怕，并且不需要手术。随后，他那入院后就一直紧锁的眉头终于有所舒展。

"看来我不用再去上海受那一刀的罪了，这阵子真把我愁死了。"

老周和他的妻子入院后第一次笑了。看到他们释然的表情，我们也如释重负。

做出最准确的诊断并制定最佳的治疗方案是临床医生的重要责任，而医生履行好这份责任需要在面对患者时做好对治疗指征和诊断标准的谨慎判断与坚守。老周病情的好转以及治疗痛苦的减少便是我们之前所有努力的最好回报。临床上像老周这样对自身疾病充满焦虑而急迫要求治疗的患者并不少，我们作为医生需要加强与他们的沟通并了解他们的想法，从而帮助他们对疾病形成正确认识，并使其了解检查与治疗的目的性与重要性。通过积极有效的医患沟通，患者在信任理解医生的同时，也能更加积极地配合医生执行治疗方案。

随着工作经验的不断积累，我越来越意识到，由于疾病表现和治疗方案的复杂性，缺乏相应专业知识的患者有时容易对自己的状况产生错误的认识或者难以理解医生给予的治疗方案。面对像老周一样因为自己的想法而陷入焦虑的患者，医生除了需要谨慎地根据患者的实际病情选择合理的方案，同时也要尽力做好对患方的宣教工作。很多患者带着强烈的手术意愿来到外科病房，但随着检查的进一步完善，我们总会遇到有些患者并不适合手术或者手术之外的治疗方案才是其最合适的策略的情况。此外，随着医疗的进步，外科的治疗手段逐渐多样化，手术前先做化疗的新辅助化疗也是目前临床针对特定患者较为优选的方案。因此，手术并不一定是外科患者唯一或首选的治疗手段，做好充分的术前检查评估并因人而异地制定最合适的治疗方案是临床医生的关键工作，同时也需要患者的理解与积极配合。

（徐建）

点评

【读者】

"闻道有先后,术业有专攻。"任何一个领域都要求,专业的事情需要专业人员去做,否则,即使投入再多精力和时间,也将徒劳无功。在医疗行业,医者直接面对生死,每一次检查,每一个治疗方案,都在考验医者的专业素养,体现的是医者的仁心仁术。医路上,没有最好,只有更适合!

【医学生】

老周及其家属的急切心理,我们可以理解,因为他们迫切需要得到一个答案和解决方案。面对患者的再三质疑,医生始终要以专业诊断标准和治疗指征为准,而不能乱了阵脚。最佳的治疗方案并非一蹴而就的,需要得到患者的信任与配合。医生做好充分的解释与沟通,有助于医患齐心,劲儿往一处使。

【医生】

每一个临床症状背后都有无数种可能,而"真相"往往只有一个。一些疑难杂症需要医生长期积累的经验和精准的辅助检查才能诊断清楚。这个故事再现了患者和医生之间的互动,从患者因"胰腺占位"入院,到完善相关术前检查,否定"胰腺癌"诊断,再到确诊"自身免疫性胰腺炎";从信任到焦虑、质疑、埋怨,再到理解,其间的情感变化,都离不开医生和患者、家属充分的沟通。

两个柿子引发的病重告知

导言

那天深夜是我行医以来第一次下病重告知，家属的质疑排山倒海般压过来，让我下意识地想要逃走。最初我虽然理解他的焦虑和心痛，但依旧觉得自己是被迫承担他情绪的"受害者"，甚至在心里埋怨他"不讲道理"。等到我为避免矛盾，硬着头皮把诊疗思路详细阐述出来，才发现错的人是我。

"掌握更多知识的人，总会有意无意地显露出优越感。"这篇习作的指导人之一这样说。作为医生的我们，知识水平往往高于每天面对的大部分患者，在医学专业领域更是如此，于是我们常常会有"解释了他们也不懂"的潜意识。而花大娘的儿子，一名小学毕业的农业工作者，能很快理解"复杂"的诊疗思路，恰恰证明是我们的心里预设错了。我一直记得这对可爱的母子，决定写下他们的故事来提醒下一次想当然的自己。

▷▷▷▷▷▷▷▷

"医生，你们快帮我妈把那根管子拿掉吧，她很不舒服！"患者花大娘的儿子疾步走进办公室，第三次强烈要求道。花大娘刚刚发生肠梗阻，儿子口中的"那根管子"正是一根胃肠减压管。它从鼻子延伸至胃，将滞留在胃里的食物残渣和胃液引到体外。

花大娘年逾古稀，平日是个"闲不住"的乐呵大姐，每天做做农活、走走邻里，虽然高血压十多年了，但精神好，胃口也不错。素日快活的她与现在半卧在病床上带着监护仪低声呻吟的老妇人判若两人。

事情要从 10 天前讲起。

那天晌午，花大娘从地里回来，饥肠辘辘，一口气吃了两个香香甜甜的大柿子,然后开始生火做饭。没想到晚上就开始胸闷腹胀,头晕乏力。在家熬了两天,症状非但没什么起色,还更严重了。在村卫生院来来回回看了几次也不见好,甚至开始反复呕吐,并且一直没有排便。儿女得知情况很是担忧,急急忙忙带着母亲来到省城的"大三甲"浙大一院。急诊一查不得了,一块直径5厘米的"柿石"严丝合缝地塞在花大娘的胃里,原来元凶是没消化的香甜大柿子。

急诊医生给花大娘安排了优先住院,住在消化内科病房,我是她的管床医生。花大娘个子不高,体形微胖,病号服里套着洗褪色的浅色棉质衣裤,侧卧在病床上吸氧。由于上腹不适,她的呼吸短而急促,做多农活生了老茧的手半扶在床边的护栏上,另一只手轻轻地抚着上腹。花大娘灰白的短发整齐但缺少光泽,眼睛半眯半睁着,眉头微微蹙起,时不时发出轻声叹息又或是低声呻吟。床边站着一双她的儿女,见我过来便焦虑地走上前询问情况。

那个午后,紧闭的窗帘遮住了窗外明媚的阳光,只有床头灯开着,却又被床头的双肩包遮去了大半光亮。按照往常的习惯,患者状态不佳时,我会向家属了解患者病情。让我意想不到的是,即使看过急诊记录,我依然花了比往常更多的时间去了解花大娘的病史。

"我妈这样不是第一次了,原来也有过,吃完东西胀得不行,还有一次晕倒了。"儿子笃定又急切地说道。

"经常出现吗?一年几次呢?吃了什么之后?每次都和这次差不多吗?都是怎么好转的?晕倒是什么时候?"我一连串地追问道。

"近几年好多次。都是吃坏了之后,每次情况……大致差不多吧,有一次还晕倒了,去了村卫生院看才好起来的。"他回答道。这些和我从急诊病程中了解到的内容基本一致。然而几轮对话下来,我观察到他语气逐渐变软,语速变慢,神色迟疑,一个念头闪过:难道儿子说的并非实情?回想过去遇见的急诊家属们,偶尔因为想得到医生重视或者优先看诊,会或多或少夸大病情,甚至编造症状,最后反而干扰医生判断贻误病情。为了求证我转头看向女儿:"刚才说的情况你了解吗?"

女儿并不直接回答我,而是对哥哥说道:"你让妈妈自己讲。"看来花大娘状态尚可,还可以回答问题,我在心里暗暗舒了一口气,随即轻轻拍醒花大娘,重新询问,不出所料,我听到了截然不同的病史。花大娘平日与儿女分开居住,除了在村卫生院开降压药,很少去看病,这是她第一次出现这种症状,儿子提及的晕倒是多年前的某次青霉素皮试。本以为这是多年反复发作的顽固病症,实际上是偶然发作一次的急症。

　　花大娘上腹浑圆得像个大西瓜,轻叩像敲鼓,透过肚皮还能隐隐约约看见胃肠的形状。除此之外,监护仪一直闪烁着"频发室早二联律",这是个新出现的情况。好在麻醉科、心内科同事看过后,一致认可按原计划进行胃镜下碎石。第二天一早,为了减轻花大娘的心脏负担,缩短麻醉时长,我们用最快的速度完成了"碎石术",并且选择让石块自行排除。术后得知结石的大小,我心中不禁产生了新的担忧:这么大的石头会不会出现肠梗阻呀?

　　意料之中,当天晚上碎石滞留在小肠,腹胀腹痛、恶心呕吐、停止排便排气这些症状一个不落地渐次出现,花大娘肠梗阻了。对此我们早有准备,立刻予以药物治疗、化验检查,并放置了胃管进行胃肠减压。万万没想到就是这根胃管引出了开头那一幕:花大娘对胃管的反应异常猛烈,坐不安席,卧不安枕。儿子心急如焚,要求立即拔除胃管。这怎么可以呢? 胃肠减压是肠梗阻最重要的治疗措施之一! 我一边耐心地解释,一边为其调整胃管深度,试图让花大娘慢慢适应,可终究还是徒劳。花大娘始终表现出剧烈的刺激症状,即便我们再三解释,她儿子还是坚持要拔掉胃管。没有胃肠减压辅助的花大娘,梗阻带来的一系列不适更为严重。她半卧着大口喘着粗气,额头冒出的虚汗打湿了细碎的灰发,一缕缕贴在头上。那几个小时里,她不停地想要撑起身呕吐,体温升高又让她寒战发抖。最要命的是,花大姐的心功能本就不太好,高血压也控制得一般的,此时也一并加剧了。我们提出再努力适应一次胃管,被儿子和花大娘坚定拒绝。无奈之下,我们只能继续坐等石块自己排除万难排出来,同时期待花大娘的情况可以稳定一些。

　　"值班医生,2 床血压 194 了!"护士老师在电话里急促地说道。监护仪显示血压 194/79mmHg、心率 135 次/分钟、频发室早,黄底红字的感叹号伴随着警报声,在病房里格外刺耳,这一切仿佛在呐喊:患者情况严重,要快点处理!第一次在课本之外遇到这样的紧急情况:如此高的血压,越来越快的心室率、不知是否需要手术的肠梗阻。压抑不住心里的慌张,我小跑准备床旁心电图,同时拨通电话向上级汇报。

　　"您现在感觉怎么样?"

　　大娘蹙眉闭目没回答。

　　儿子赶忙开口:"比刚刚更难受了,怎么喝了碗小米汤就这么严重?"

　　"什么? 小米汤? 多大碗? 什么时候? 反复说了不能吃喝,为什么还吃呢?"我急得一连串发问。

　　"她抽这么多血,还不吃饭,病怎么能好? 就这个碗。"他面带愠色,拿出个直径大约为 12 厘米的大碗。我看着只剩薄薄一层米汤的大碗哭笑不得："这回可别吃了，吃了梗阻更严重。"

说着话，上级医生到了："硝苯地平缓释片舌下含服，心内科、胃肠外科急会诊看是否需要急诊手术。"一系列安排让我犹如吃下一颗定心丸。情况没那么糟，要冷静思考，作为医生的我若乱了阵脚，患者和家属只会更加焦虑和恐慌。

有条不紊地执行好上级指示，我再次来到大娘的床边，意外地发现收缩压依然有 189mmHg，心室率和室性早搏也没有明显改善。这是怎么回事？舌下含服降血压药应该起效才对，是不是哪里还有问题，之前一直没被发现？

"刚刚的药吃了吗？"

"吃了。"

"什么时候吃的？"

"发下来就吃了，你不让喝水，她吞了好几下呢！"

"吞了？告诉你舌下含服了没有？"

"告诉了，她含不住，我就让她吞了。"

看着好心帮倒忙的儿子，我欲哭无泪。花大娘此时情况仍然不稳定，尤其上了年纪心功能不佳，我思忖再三对她儿子进行了病重告知。我严肃、认真又言简意赅地对花大娘现在的情况进行说明，一边观察儿子的表情，以便及时对太过专业的医学用语做进一步解释。因为焦躁和急迫，他看起来六神无主，眼睛布满红血丝，努力让自己平静下来听我讲述。同样为人子女，我非常能体会他当下的慌张、焦虑、担忧和无助，于是尽量放慢语速，希望用我的沉着来平复他的心情。在选择"同意气管切开"时，他的手在颤抖，签字时他非常用力，仿佛要穿透纸面来帮助自己完成这个决定。

"石头为什么不当时取出来？取出来是不是就不会堵住？是不是手术失败了？"他问道。这个问题他大概整个晚上都在想。我这才后知后觉明白，从一开始他便不理解我们的治疗计划，对碎石块是取出还是排出、为什么选择这样的术式不知其然，所以梗阻真正发生时手足无措，难以接受。同样的，对于为何不能吃喝、为何抽那么多血，他也不了解。这样的他却在最亲近的人病重时承担了如此大的责任，要做如此慎重的决定，他怎会不慌张呢？

凌晨 2 点，我尽全力地跟他解释了整个治疗过程，万幸随着近 1 个小时的谈话结束，花大娘情况也慢慢稳定下来。监护仪上回归了令人安心的蓝色和绿色，我也争取到了他们对我的信任。

一个星期过去。又是一个午后，在花大娘的病程里，我敲下最后一个句点。

　　她顺利排出碎石块,如今已经几乎完全恢复了。她儿子背着来时的双肩包,从我手中接过出院小结,对我叮嘱的注意事项也都乐呵呵地一一应下。此刻,阳光斜照进办公室,给他喜笑颜开的面庞涂上了一层金黄色。这次我知道,他一定会认认真真地执行医嘱了。而我,也会在之后遇到每一个"花大娘"时,尽力用最及时、最科学且易懂的解释去赢得他们的信任。

(张涵茵)

点评

【读者】

　　信任是沟通的前提和基础,如果出现信任危机,即使你说得再入情入理,做得再无懈可击,也无法赢得对方的理解和支持,更不要说达成共识,共同完成既定任务目标了。在现实中,医患关系往往是一种紧张关系,医患之间甚至还会发生一些不应该有的矛盾和纠纷。因此,要用医者仁心打动患者和家属,用专业素养赢得患者和家属的尊重,才能构建良好的信任关系,进而顺利解决问题。

【医学生】

　　有时家属因为心急,会按照个人经验想当然地做一些事,反而"好心帮了倒忙"。文中的医生给了我们很好的示范,这时候该做的不是责怪家属,毕竟他们也是希望患者的病情能够好转,只是认知方式和处理方式不同。医生不仅要告知家属需要做什么,而且需要说明怎么做、为什么要这样做。详细且耐心地解释,绝不是白费口舌,反而可以让医疗诊治事半功倍。

【医生】

　　本故事通过医患之间的对话呈现,较完整地还原了诊疗过程,其中还有医生的共情和反思。疾病是医生和患者共同的敌人,医患并肩协作,形成"医患共同体",才能更快战胜病魔。

生活的滋味——你,可甜可咸了吗?

○ **导言** ●

　　支气管扩张症(简称支扩)是一种结构性肺病,是由各种因素导致支气管牵拉、扭曲、变形(最主要病因是反复感染),最终形成的支气管扩张。支气管扩张往往是不可逆的,但继发性的支扩,比如该患者是因为支气管异物阻塞,病因解除了以后是不是可以完全恢复?几年前,我的一位研究生就这个案例写了一篇英文病例报告。

　　当然,针对这位患者,如果医生仅仅是关注支扩这种常见病、多发病,那就"不好玩"了,哪怕再加上支气管异物,也是"只见树木不见森林"的思维。临床上,各种精神性疾患反映在躯体上的表现,可谓洋洋大观、林林总总。我们除了学习、学习,再学习,还有什么可以做?而患者,永远是我们最好的老师。

▷▷▷▷▷▷▷▷

　　6月的一个下午,阳光正好。门诊患者已经看得差不多了,她走了进来。她的名字不常见,我从没遇到过同名同姓的患者。

　　坐在我面前的她,面色萎黄,眉头紧锁,伛偻着身躯,看起来像50岁出头的样子——其实她只有35岁。令我印象深刻的是她的动作:不停地咳嗽,不停地吐痰,往她的瓶子里吐痰。她手里拿着一个加盖的玻璃瓶,里面几乎盛满了痰液,黄绿色的浑浊的脓痰,有200多毫升。这个时候,脑海里的诊断似乎已经呼之欲出了。慢性咳嗽的疾病谱很广,常见病有咳嗽变异性哮喘、上气道咳嗽综合征、嗜酸性粒细胞性支气管炎、胃食管反流性咳嗽、变应性咳嗽,占慢性咳嗽的70%以上,其他还有少见病、罕见病等,但伴随大量脓痰的疾病就明显少了,主要有上呼吸道感染(副鼻窦炎)、下呼吸道感染性疾病,如支气管扩张、肺脓肿、囊性肺纤维化等。看见她随身携带的痰液瓶,不用问,诊断已然八九不离十了——这种情形在门诊是让人"欣喜"的,因为不用在诊断上花费太多的时间了。

病史当然是要详细询问并记录的,尤其她是第一次来我们医院就诊。她是金华兰溪人,咳嗽、咳脓痰多年,看过不少医生,每次都是相同的诊断:支气管扩张。这次来到我们医院,也和往常一样,随身携带的除了这个不能离身的瓶子,还有厚厚的病历,一沓一沓的 CT 片,唯一不同的可能是她和家属心中再次升起的希望吧。

问病史——咳嗽咳痰四五年,无季节性,痰黄,易咳出;曾有间歇低热,抗感染治疗好转;无咯血;感呼吸困难,不能劳动。有时咽痛,剧烈时伴吞咽困难,不能进食。

看检查——当地肺部 CT 片显示两肺多发渗出病灶及支气管扩张,以左侧为甚。肺功能检查显示中度阻塞性通气功能障碍,弥散功能轻度降低。痰培养示中量铜绿假单胞菌生长,多数药物敏感。

体格检查——两肺弥漫性湿性啰音,两下肺明显;无杵状指;无下肢水肿。

看来支气管扩张症的诊断是不会错了,只是咽部症状需要排查一下。但这个疾病是不能靠药物根治的,而她的病灶广泛,已经失去了手术根治的机会——唉,看来这次她又要失望而归了……

且慢,CT 片上显示的左侧主支气管似乎有些狭窄。嗯,这是一个线索! 再问,她从未接受过支气管镜的检查。她倒是配合,家属也说检查一下好的。于是,我给她开单预约了支气管镜检查。

第二周的同一时间,她又来了,还是带着老"装备"。气管镜检查果然有新发现——这又是一个"欣喜"哦。

支气管镜报告上写着:左主支、左上、左下及右侧上下各支气管的多个开口见肉芽样坏死物堵塞,活检病理是"黏膜慢性炎"。

至此,原来的诊断发生了动摇。支气管扩张固然存在,但这些堵塞支气管的东西到底是什么?

痰液堵塞? 支气管镜不能吸除,不太可能。

肿瘤? 活检病理未证实,肉眼看也不像,这么多部位同时生长,几乎不可能啊。

异物? 哪个人会把那么多的东西一股脑儿吸进去然后再分布到各个支气管里去呢?

支气管结核？虽不典型但有可能，需要的是确诊的依据。

别的少见疾病？不管什么病，最重要的是要有诊断依据。

接下去怎么办呢？犹豫再三，我担心患者会拒绝支气管镜检查，毕竟检查不但花钱还要经历痛苦（当年没有无痛检查）。好在她和家属都同意再做一次支气管镜检查，希望可以多钳取些组织，以期明确诊断。

特别感谢患者和家属的配合。

这一次的气管镜检查，是我自己做的。这一钳下去，就有了新发现。钳出来的东西像针尖，又细又尖又短，忙用手去触摸，还有些硬度；肯定不是组织了；那——还是异物啦！（又一次小小的欣喜）但这是什么东西呢？为什么会嵌入几乎所有的支气管呢？

太奇怪了。

对了，她不是有家属陪同的吗？等候在气管镜室门口的是她的姐姐，出乎意料的是，在我询问后她手脚麻利地从患者的包里拿出一个小塑料袋，里面还有 3 片黄褐色的像生姜片样的东西。她告诉我们这是黄连切片，是她妹妹的"含片"，已经含了很多年了，每天晚上都含。哦！答案可能就是这个了。

我们继续一点一点地取出那些支气管内的东西。时间长了，患者也累了，于是我们停止操作，收患者入院，进一步检查、治疗。

黄连，是一味中药，具有清热燥湿、泻火解毒之功效。黄连因含黄连素（小檗碱，一种生物碱），味极苦。苦到什么程度呢？有科学家做过实验，1 份小檗碱兑 25 万份水，这水仍然很苦。难怪我们常常形容苦到极致时说"比黄连还苦"。

那她为什么要含极苦的黄连呢？

原来，这位 35 岁的患者 10 年前就开始口含黄连片睡觉，天天如此，因为只有黄连让她"感觉舒服"。她还说，"吃甜的东西喉咙发紧""吃咸的就感觉全身有蚂蚁在爬"。总之，只有黄连的苦才是世间最能安抚她的良方。这明显异于常人的表现，个中一定有问题。果然不出所料，我请来精神卫生科医生会诊。会诊单上写道："存在内感性不适，情绪低落，自觉不开心，郁闷；在家不出门……诊断：抑郁症。"给予相应的治疗后，她的症状好转很快，从此告别黄连片。其间我们共进行了 3 次支气管镜操作，最后基本取尽了支气管腔内的异物残渣。患者的咳嗽明显好转，痰量显著减少。她露出了久违的笑容，眉头也舒展了，看起来年轻了好几岁。最后，她丢弃了那个伴随她若干年的玻璃瓶，出院回家了。

广泛的支气管扩张是气管内的黄连碎末阻塞支气管所致,而黄连反复误吸,竟然是抑郁症所致。这些弯弯绕绕、匪夷所思的病因让我们大开眼界,同时也更深切地体会到临床医生不但要注重局部,更要重视整体,"见树木更要见森林",亦即不仅仅看"病",更重要的是看"人",所谓"患者"是也。

今年50岁的她,早就"可甜可咸"了吧。

祝福她!

(王雪芬)

点评

【读者】

文中细心的呼吸科医生不放过患者的任何一个小细节,抽丝剥茧、层层深入,最终发现了病根——原来是抑郁症所致。从身体疾病到心理疾病,这是一个重大发现,由此医生也彻底地治好了患者。文中的医生是伟大的,实事求是,钻研、求索,只为解除患者的痛苦,希望每位医务人员都有这样的敬业精神,不遗漏任何一个线索,结合医学专业的判断,为患者做出正确的诊断,让其少走弯路,及时得到准确、有效的治疗。

【医学生】

看这个病例,似乎在跟着医生一起"破案"——广泛的支气管扩张竟然是异物堵塞,而异物误吸,竟是抑郁症所致。因因果果皆相连,在茫茫迷雾中,百转曲折,医生最终找到了方向。正所谓,患者看病,医生看人,整合医学时代,医生诊疗或将成为系统性工程。

【医生】

医学人文精神强调承认医学的局限性,尊重"整体的人",敬畏生命。患者不会按照教科书生病,一千个人有一千种阑尾炎,所以要倾听患者的故事,体会不同,找出有助于诊断的蛛丝马迹。

一对安静的夫妻

 导 言

　　写这篇小短文的初衷很简单。我在询问病史的时候,被一个安安静静坐着的女患者触动了内心。或许因为我也是女性,在那一瞬间我捕捉到了她沉默、安静外表下的不安和无助。

　　在医院这么一个嘈杂纷乱的大环境里,能引起医生们注意的往往是那些"善于表达"的患者。而这一对夫妻恰恰不是,他们很安静,甚至可以说是沉默。但这安静的外表下包裹的同样是一颗焦虑、不安的心。我记下这个故事,希望能提醒自己,不忘初衷,做一个理解患者,给人温暖的医生。

　　那天下午,有新患者入院,入住 35 床,我像往常一样去找新患者询问病史。走进病房门,看到 35 床上有位患者躺着在打点滴。我心想,哦,前一位患者还没出院,估计新患者还没住进来吧。转头刚要出门,门口的护士喊住了我:你是找 35 床新患者吗? 她坐在这儿呢!

　　我抬起头,一个看起来 35 岁左右的女人,打扮得清爽、精致,静静地坐在护士移动桌边上。她有着长长的睫毛,涂了淡淡的指甲油,将小背包横放在腿上,抬起头来看着我。这个女人比我想象中要年轻很多,我下意识觉得这应该是一个比较好沟通的患者。

　　"你好,是 35 床吗?"

　　"是的。"她轻声回答我。

　　我来之前仔细看了这位患者的门诊记录,了解到当时门诊怀疑她是胆囊结石引起的腹痛,准备收入病房做腹腔镜下胆囊切除术。但是术前的影像学检查发现,她很可能存在胆囊恶变,形成了胆囊恶性肿瘤。我看着她,心中一惊,还这么年轻、这么有精神的姑娘，居然可能得了恶性程度如此高的肿瘤。

接下来的交谈中，她聊起自己从事电商工作，生意不错，前两年经常忙得没空吃饭。她的眼神中流露出一丝不安，说自己前几年就已经感觉到了上腹部的不适，以为是不规律吃饭引起的胃病，没有在意。发现胆囊结石有好几年了，当时医生建议手术，但她一直害怕做手术，所以一直拖着没有复查。这次好不容易下定决心过来做胆囊切除手术，但没想到，这次主治医生跟她说暂时不能做手术，必须先完善病理检查确定是不是不好的东西。她没有说下去，我知道她害怕提及那个可怕的字眼。我眼前的这个女人表面很镇定，说话轻声细语，逻辑非常清晰，但我看得出她的内心充满了不安和忐忑。

这时她的丈夫走了过来，手里拎着一袋刚买的生活用品，走到她旁边，手自然地搭在她的肩上。他没有说话，只是静静地听着。在采集病史的整个过程中，夫妻俩话都不多，很安静，简短地回答了我的问题。临走的时候，她突然对我说："医生，我心里好慌，那个主治医生告诉我手术暂时不能做了。"那一刻，我心头一沉，真不知道该如何安慰她，我知道自己说什么都无法安抚她那颗受惊的心。正在我努力搜索心中表达安慰的词语时，她突然又恢复了刚才的平静，悄悄地低下了头。我感觉到她在尽力保持镇定。

第二天查房，我告诉他们当天安排了胆囊穿刺，待会儿护士会带她做准备。他们夫妻俩轻轻地回答："好的。"

下午病理科回复说胆囊穿刺过程顺利，标本已送病理化验，接下来需要等待正式的病理结果。

晚查房的时候，她正躺在床上休息，看到我们进来，想说些什么，与丈夫对视了一下，最终没有说出口。出了病房门，她的丈夫默默地追了上来，轻声问道："医生，大概什么时候能出结果？""嗯，一周左右。""哦，谢谢你们！"他短短地吁了口气。

她穿刺后恢复良好，第三天准备出院回家休养，大约一周之后便可以拿到病理报告。我将出院后需要注意的事项写在了出院小结上，准备拿去给她。我犹豫着走进房间，实在不忍心开口，因为在出院小结上写着病理结果若为恶性肿瘤，须至肿瘤内科进一步诊治。我将小结交给了她丈夫，告诉他1周后需要关注病理结果，后续可能要去其他科室治疗。我刻意在他们面前回避了"肿瘤"两个字。从他们的眼神中，我读出来他们在努力接受现实，但这又岂是一两天能消化得了的呢？

我不忍心在这对夫妻面前多做停留。走出房间，我便想起了特鲁多医生的墓志铭:有时去治愈,常常去帮助,总是去安慰。

原来有的时候安慰也会那么苍白无力。当生活给患者们带来磨难的时候,他们其实承受了远比我们想象中更多的痛苦和压力。有些人表现得淡漠,有些人表现得偏激,有些人表现得软弱。在门诊接待患者的时候,在查房的时候,我们有时会因为患者的种种行为变得不耐烦,甚至生气。但回过头看,我们作为医生都该理解患者,因为患者和我们的相处也就那么短短的几分钟。在那几分钟里,他们希望能得到治疗,得到关怀,得到理解。而在生病的日子里,在大多数无法接触到医生的时候,他们每一天都在承受疾病带来的苦痛和压力,难以疏解。

(陈丹妮　贾俊君)

点评

【读者】

这个故事再现了患者在病房等待确诊结果的心情,让作者体会到"有的时候安慰也会那么苍白无力"。医院就是这样一个地方,既让人充满希望,又会给人猝不及防的失望,甚至绝望。唯盼医学发展进步快点,再快点,让现在的疑难杂症有解,让医生能为更多患者解除病痛。

【医学生】

这对夫妇,看似平静、镇定,内心却早已兵荒马乱。"我"的那份不忍与无力感,正是因为共情,因为对他们的处境多了一些理解,留了一分温柔。也正是因为这份共情,让医者区别于"医疗机器"。

【医生】

因为信息不对等,患者及其家属对疾病知识的实际理解程度与医生所的期望值间可能存在一定的差距。医护应当抱着容忍与理解的态度,站在患者的角度,与之共情,耐下性子来与之沟通,尽到告知及宣教的责任。

小幸运

◉ **导言** ◉

　　每每遇到"癌中之王",人们总是会唏嘘不已。无论是仍旧精神矍铄的古稀老人,还是已面色蜡黄的中年男女,甚至是正值而立之年的青年才俊,每一位患者的病史都是一段或长或短的曲折故事,个中会有太多遗憾、许多不舍、少许欣慰。作为医者,我们能做的,就是尽己所能,帮助他们去追求那一缕奇迹的光。文中的这位患者无疑是幸运的,短短的 1 周之内,他的内心大概上演了无数次的生离死别,在绝望里不断挣扎,却依然故作坚强地安慰枕边人。直到诊断结果最后"官宣"的那一刻,他那紧绷着的脸才第一次舒展开,所有的阴霾与压抑也随着从眼角滑落的那一滴泪珠消散在幸福的欢闹声中。

▷▷▷▷▷▷▷▷

　　一个阳光正好的上午,门诊部突然急匆匆地冲进来两个年轻人。男子神情落寞,而女子则一脸焦虑。还没等我把上一个患者的资料整理好,女子便将手里紧紧攥着的报告递到我面前,说道:

　　"大夫,大夫,你帮我们看一下我老公这个是不是胰腺癌啊?"

　　听完这个,我立马打起十二分精神,伸手拿报告的同时简单地观察了一下两位。嗯,两口子看起来还很年轻。如果他患的真的是胰腺癌,那以后的路可不好走啊!

　　手中的 CT 报告提示胰腺尾部有一个直径为 2.2 厘米的病灶,边界不清,动脉期强化不明显。我又仔细看了看片子,胰腺尾部占位是明确的,而且的确与周围胰腺组织分界不清。

　　看完 CT 报告和影像,我在心里大致做出了初步的判断:青年男性,胰腺尾部直径 2.2 厘米占位,界限不清,动脉期强化不明显。"很大概率不太好了,哎,又是一个可怜人。"我在心里默默念叨。再继续看一下他其他的检查结果,"咦?肿瘤标记物阴性? 难道还有转机?"

站在一旁的患者妻子可能是看到了我略显严肃的表情,颤颤巍巍地问:"大夫,我老公这个是不是不好啊? 我在网上搜索,都说胰腺癌是"癌王",很快人就没了? 是吗?"

虽然我心里已有初步判断,但是毕竟也没有明确,事情或许还有转机,于是我不紧不慢地对他们说道:"不要着急,你这个目前还不好说,建议你们先进一步检查下,他这个情况还是有点复杂的,现有资料还不能确定,等检查完之后,可以申请一个我们科的 MDT(多学科诊疗团队)讨论,综合评估后再确定接下来怎么办。"

"好的好的,大夫,我们都听你的,该做的检查我们都做,你说的那个 MDT 我们也要,希望你们能给我们讨论出一个好的方案,谢谢大夫。"

"你放心,我们到时候会仔细看看你老公的片子,MDT 讨论完我们就把结果告诉你们,到时候该住院或者怎么样的都会跟你们讲清楚,如果后续需要治疗,希望你们也能配合。"

"大夫,您放心,如果需要治疗,我们一定配合。"

我送走了这对夫妇,门诊便又回到了正常的节奏,与平日里并无差别,门外的患者依旧熙熙攘攘,而诊间的我仍然是在繁忙工作中寻求一丝悬壶济世的心灵慰藉。

大概是两天后的一个下午,我在翻阅最近就诊患者的检查结果时,发现这个疑似胰腺癌患者的 B 超结果先出来了,报告上写道:胆囊术后,超声目前未见明显胰腺占位性病变,请结合其他检查诊断。

"B 超没看到胰腺占位? 难道事情有转机?"

有些病例总是会让人特别关注,每每闲下来时,我总要找到他的信息刷新一下。又过了两天,胰腺的 MRI(磁共振成像)增强报告也出来了。报告上写道:胰腺 MR 平扫+弥散+增强未见明显异常。

这! 看来真的有转机了,现有的报告几乎没有任何征象表明他的胰尾部占位是肿瘤。那么不是肿瘤又是什么呢? 还得再等等增强 CT 的结果。

无尽的求知欲促使我时刻关注着他。第二天早上,增强 CT 结果也出来了:胰腺尾部饱满,其内稍低密度斑片影,未见明确的恶性征象,可能是脂肪沉积。

仿佛一肚子的疑惑在这一刻找到了答案,瞬间有一种醍醐灌顶的感觉。原来是脂肪沉积啊,这样一切的影像表现就解释得通了。我在心里又默默地重新整理了一遍思路,同时也暗自为这对夫妇感到高兴。

MDT 当天的中午,患者妻子再次焦急地跑来问:"大夫,我们检查都做完了,在手机上也都看过了,现在是好的还是不好的啊?"

因为临近 MDT,而且他的所有检查结果都倾向于是一个脂肪沉积,所以我淡定自若地告诉她:"目前来看,更倾向于是一个良性病变,但是还不能 100% 下定论,等我们晚上 MDT 讨论完,明天早上会跟你详细交代一下。"

她大概是看到了我面带微笑,又或者是从我略显轻松的言辞中得到了些许安慰,我第一次看到她面露微笑,那永远紧锁着的眉头也终于舒展开来,说道:"啊,那太好了,听到你说这句话心里石头都落下了,谢谢大夫,等你们明天早上给我好消息。"

那天晚上的 MDT,疑难病例格外多,良久之后终于轮到了这位患者。我汇报完他的病史和检查结果,教授们一致认为,这个患者脂肪沉积可能性大,建议患者出院,定期观察即可。

就仿佛一个既定的结果得到了官方认证,我不禁由衷地替患者感到高兴。三十几岁,仍然大有可为,不再需要长期与病魔抗争了。

第二天一大早,我便来到患者床边,把这个喜讯告诉他们:"恭喜啊,很幸运,你胰腺里的东西我们讨论过了,最终考虑是个脂肪沉积,不需要手术,你们今天就可以出院了! 以后只要定期复查就可以了。"

听到这突如其来的好消息,他妻子瞬间变得激动了起来,说道:"啊? 真的吗? 确定不是癌是吗? 太好了,太好了,老公我们可以出院了! 大夫,谢谢你们。"

"不用谢,回家好好休息吧,以后定期复查就行。如果感觉肚子有什么不舒服了,要及时来复查。"

"好的好的,我们一定定期来复查。哎呀,心里这块石头总算落下来了,真是太幸运了。"

是的,太幸运了,愿你们能永远远离病魔,幸福生活。

伴着身后此起彼伏的欢闹声,我走出了病房。这一刻的喜悦、这一瞬的幸福,属于他们。

(王亚东)

点评

【读者】

一个疑似胰腺癌的患者,经过一步步的检查,经过 MDT 讨论,终于等来了明确诊断——胰腺脂肪沉积。医生通过细腻的笔触记录了自己和患者的共情、沟通,以及心里的所思所想。医生在临床工作中会遇到形形色色的患者、各种各样的临床表现,下诊断一定要细心、谨慎。

【医学生】

起初,看到这样的 CT 报告和影响结果,我万分揪心,没想到"柳暗花明又一村",事情迎来了转机!医院是个生死场,悲伤、愤怒、焦急是工作的背景乐。在这样的环境下,看到幸运的患者,真是让人喜出望外。

【医生】

癌症是一个不容易让人接受的话题,患者在确诊前会担心害怕、怀疑医生的诊断是否真实,确诊后又可能会产生愤怒的情绪,困惑为什么这个病会在他身上发生。文中的主人公是幸运的,而作为医护人员,还有很多不那么幸运的患者需要我们去治疗和关怀。

老兵不死，只是会逐渐凋零

导言

　　我接诊的这名患者，和其他人相比并没有特别之处，起初并没有给我留下深刻的印象，毕竟这样的接诊流程对住院医生来说已如同流水作业一般了。

　　直到一个偶然的机会，他来到办公室，礼貌地和值班中的我聊起来，我才得知他的军旅生涯以及他那绝不认输的人生观。也是这名退伍军人，激发起我深入观察患者心理活动的兴趣。

　　人生无常，不如意十之八九，有些峰峦本就难以凭一己之力逾越，但我们可以像一个战士一样，勇敢地向上，享受努力的过程。

　　这不就是最美好的人生吗？我相信这名患者并没有走向死亡，他只是开启了新的人生。

　　"铁打的营盘流水的兵。"这句话用来描述病房亦恰如其分。在病房中每天都有出入院业务，这对住院医生来说已经是家常便饭了。

　　一个晴朗的下午，肝胆胰外科病房来了一位新患者。众人正瞧见一个目光抖擞、衣着笔挺的中年男人向他的管床医生诉说着烦恼。

　　"我一直以来身体都很好，在部队一线工作了很多年，体格算健壮的，也一直坚持跑步锻炼。可最近已经好几个月吃不下饭了，眼看着人消瘦下去，实在没办法了。"一位衣着笔挺的中年男子向他的管床医生诉说，说完便一声叹息。他身旁的妻子更是缄默不语。

　　医生简单地询问了几句其他病史后，为他做了基本的腹部触诊。摸到上腹部时，医生的手在这一区域停留了不短的时间。查体结束，医生说道："家属来办公室核对下信息吧。"说完便带患者的妻子去了谈话间。

"其实检查都做完了,大概情况我们也清楚了,是局部晚期的胰腺恶性肿瘤。"家属说道,"我们还没想好怎么跟他本人讲,我们怕他不能接受事实。"

接下来的事情便是例行公事。评估手术指征后主管医生认为已经失去了手术根治的机会,在完成穿刺活检检查后,很快便定下了化疗方案。

尽管医护人员和家属都在刻意不向患者透露实情,但随着治疗推进,他似乎也明白了自己的病情预后极差。在化疗进行的过程中,他躺在病床上,虽然没有明显的化疗不良反应,但还是辗转反侧好几晚没能睡个好觉,没有人知道他具体在思考什么。

但这位在军营中历练过多年的老兵,似乎并没有"投降"的想法。他趁妻子不注意,下午独自来到医生办公室,拉住管床医生的袖口,希望医生告诉他具体的预期剩余寿命。他说:"我想把剩下的时间安排下,好好生活,继续战斗下去,也算是和家人们告个别吧。"

办公室里,大家顿时沉默了,都不约而同地望向他。其实在恶性肿瘤面前,医生能做的工作是有限的,没有人能回答他的问题。见众人顾左右而言他,他便不再多问。面对着窗外的夕阳余晖,他回忆起自己军旅从戎、成家立业、回到家乡后再艰苦创业的经历,他说这一生他从未认输过,这次也绝不会。

又过了约1个星期,这位老兵完成了初步的治疗,顺利出院了。看到他收拾好行头走出病房的那一刹那,我想到一句话,"老兵不死,只是会逐渐凋零"。我知道他并不是走向死亡,只是再一次踏上了战斗的征途。

（涂田　贾俊君）

点评

【读者】

"好好生活,继续战斗。"这位在军营中历练过多年的老兵,在面对恶性肿瘤时,依然藐视着"敌人",用最饱满的精气神去和生活"战斗"。老兵面对疾病的态度值得我们学习。

【医学生】

我们无法选择如何死去,但却可以选择如何活着。老兵选择与癌症抗争,直至生命的最后一刻,而这场没有硝烟的战争,绝非他一人孤勇,家人、医生都将与他一起并肩作战。

【医生】

死亡,是一个不容易让人接受的话题,特别是在中国传统文化中,人们更乐于讨论"生",却极力避讳"死"。医务人员尽管很多时候承担着告别、送别的职责,但如何与患者谈论死亡,仍然是一件很难的事情。医疗技术只是工具,医学本身蕴含了人文关怀,医学的真谛是人本立场。医务人员必须思考和实践疾病教育与死亡教育。

第 4 部分

温暖的陪伴

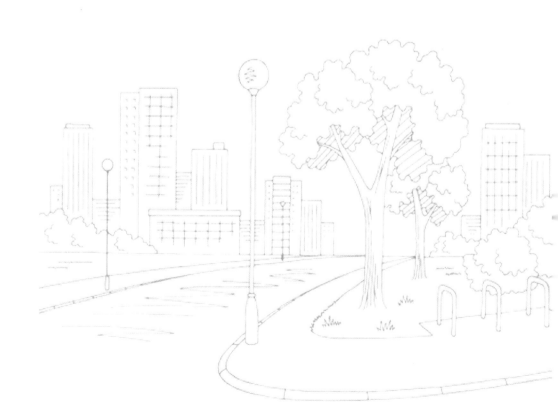

温暖的陪伴

导言

晚上值班,总是能看到窗边那一抹孤寂的身影,也在我心上留下一道影。每家医院都有很多像李桂芳(化名)和张强(化名)这样的人,内心充满忧虑却又与病魔坚强地对抗着。对患者及其家属来说,在医院里的日子大多笼罩着一层灰色,患者病情的变化更是时刻牵动着陪伴者的心,那种慌张、忧虑、无助让他们的内心世界更加灰暗。此时,我们不仅需要专业的医疗救治,而且需要给予他们耐心的倾听、温暖的陪伴,让患者和家属安心。冬夜漫长寒冷,可再长的夜也会过去,总会迎来天亮的那一束光。

1. 阴雨绵绵

深夜,雨敲打着玻璃,病房内消瘦的李桂芳呆呆地望着窗外冷冷的冬雨。此时,她心里一团乱麻,想着丈夫病情的各种可能,却又好像什么都没想,心里面空落落的,也只有无声地看着窗外的雨才能让她压抑的心舒缓一下。"消化道出血""病重""抢救"这些字眼让她不知所措却又不得不坚强。

李桂芳的丈夫张强是工地的包工头,他们家在农村,日子过得还算平安顺遂,住着西洋式的两层小楼,儿子高大帅气。张强虽然常年在外,但对李桂芳的关心从来没少过,城里的美食、衣服,更是一批一批地往家里寄,邻居也常说李桂芳有福气。想到这,李桂芳不经意间露出幸福的笑容。

张强的呼唤让李桂芳回过神来,曾经的幸福像这场雨一样被冲刷得干净。李桂芳熟练地拿起便盆放到丈夫身下。张强的身体情况已经不容许他自己前往卫生间,拿出便盆,又是有血的大便,今夜已是第八次。这是他入院后第一次排这么多次血便。李桂芳走出病房,才敢长出一口气,她不想再增加丈夫的心理负担,看到走廊上的时钟,此时已是夜里 1 点多。路过护士站,李桂芳和护士小夏双目交汇,护士以坚定的眼神回应着李桂芳,无声地表达着让她坚强,李桂芳也知道此刻陪着他们的只有医护人员。

小夏看到李桂芳手里的便盆,身为护理工作者的敏感性让她不禁问道:"张叔叔又解大便了吗?"说着就起身观察大便的情况。

李桂芳疲惫地答道:"你看,又是黑色的大便。"边说边走向卫生间去清理便盆。

走出卫生间的李桂芳留意到小夏从她丈夫的病房出来,然后就看到小夏在给医生打电话:"李医生,53 床的张强刚刚又解了大约 50g 的黑色稀便,目前未诉恶心、腹痛不适,血压 95/60mmHg,心率 80 次/分,血氧饱和度 97%,呼吸频率 19 次/分。"紧接着,小夏就在护士站操作电脑,忽然像是看到了重要的东西,立刻起身往张强的床边走去,她把其中一个微量泵的数字从 6 调到了 8。李桂芳突然想起,医生和护士交代过她这是止血的药,名字叫做生长抑素,目前她丈夫的情况要一直使用这个药。

小夏轻声地向张强说着:"张叔叔,您的情况我刚才已经汇报医生了,医生根据您的病情对药物剂量做了调整,我也已经给您调节好了。我看您到现在都还没休息,方便给我说一下原因吗?"

张强别过头,不愿说话。

小夏接着又轻声问道:"您是在担心您的病情吗?"

张强回过头看了一眼小夏。小夏知道自己猜得没错。工作这么多年,她又怎会不知道患者的担忧:"张叔叔,您看您妻子在这陪着您,您不睡她也不放心睡啊,而且您是肝脏的疾病,不休息好,怎么恢复得好呢。"

张强点点头,示意他明白了。

李桂芳紧紧握着丈夫的手,嘴里不停地说:"会过去的,都会好起来的。"这话不仅是说给丈夫听,也是对自己的安慰。

2. 风雨共济

张强被诊断出肝硬化已经 4 年了,但是呕血却是第一次。李桂芳虽说不懂医学知识,但这次光看丈夫的情况也知道丈夫的病很严重。来医院的当天,医生就让张强禁食。因为肝硬化的疾病基础,医生当即考虑是消化道出血。入院后的超声、CT、MRI 检查结果验证了这一猜想。医生向李桂芳说明她丈夫的情况可能后面还会有出血的风险,李桂芳不懂"肝硬化""食管胃底静脉曲张""消化道出血"这些名词,但她知道出血是很严重的。住院已经两天,医生已经在给张强使用生长抑素和特利加压素。这两天，他也没有再像在家里那样吐血，但担心丈夫的李桂芳每天都做噩梦，黑眼圈也很重，看着已入睡的丈夫，从噩梦中醒来的李桂芳来到护士站。

值班护士小夏看着站在对面的李桂芳问道："阿姨，怎么了？"

"我就想找个人说说话。"

"阿姨，您过来坐着说。"小夏温柔地说。

那是属于两个人心贴心的对话。在医院，李桂芳不知道除了医护人员，她还能向谁说，她怕丈夫多想，对他的病情不敢当面提及，其他人她更是不愿诉说。

小夏耐心地听着李桂芳从她和丈夫幸福的从前，讲到患病之后的辛苦就医、日夜担忧，再到这次住院的手足无措，李桂芳的心情也从满心欢喜到现在的疲惫不堪。

对于李桂芳的心情，小夏能够理解并极力地安慰道："阿姨，我能理解您的心情，您看到叔叔突然吐血的无措我也知道，对叔叔后面再出现这种情况的担忧我也了解，您更是不敢在叔叔面前表现您的担心，怕他心理负担太重，您想以乐观的心态陪伴在叔叔身边，但独自一人时却无法伪装，您只能自己默默承受着这些。"

李桂芳听到小夏如此理解自己的话语，心中有说不出的感动。回想起这两天发生的事，李桂芳无言叹息。

入院两天以来，李桂芳默默陪伴着张强，张强却总说李桂芳的陪伴让他更愧疚，但是李桂芳知道这个时候她必须陪着丈夫，她相信有自己的陪伴，丈夫的病会很快好起来的。只是难免感叹从前的自己那么幸福，自从丈夫患病以来她就变得常常叹气。丈夫病情稳定时，他们做好居家的注意事项和定期复查就好，现在突然病情出现变化让她慌了起来，尤其是在家吐了一口血，她真的不知道该怎么办。

听到李桂芳的叹息，小夏安慰道："阿姨，叔叔这次吐血后你们立马就来医院是正确的，这种事情是绝对不能拖的。如果在病房，叔叔又有吐血或者解黑色、红色大便，您要第一时间通知我们，我们会做相应的处理。"

通过这次倾诉，李桂芳的内心轻松了不少，做噩梦的次数也渐渐少了。

之后几天张强也没有再呕血，医生根据张强的情况安排他做了内镜下食管胃底静脉曲张硬化剂治疗，之后他的大便潜血检查结果也是阴性的，一切都在向好的方向发展。在内镜下食管胃底静脉曲张硬化剂治疗后又在院观察了近

1周,医生说张强可以出院了,也交代了回家后的注意事项,李桂芳开心地收拾起回家的东西。

3. 狂风暴雨

张强说去上个卫生间,李桂芳也没在意。

过了几分钟,护士扶着张强一起回到病房,张强轻声地说道:"大便里面有血。"

短短几个字让李桂芳愣在原地,之后像疯了一样地抓住护士的衣服,带有哭腔地说:"赶紧叫医生!"

"阿姨,您别急,我们另一个同事已经联系医生了,医生一会儿就会过来,咱们先让叔叔躺下。"

刚到床上便意又来袭,张强想起身去上卫生间,护士急忙阻拦,立即让李桂芳拿便盆。又是血性大便,这次血的颜色更艳了,说明有新鲜出血。

医生刚好看到这一幕,当即考虑消化道再次出血,立刻给张强用生长抑素、特利加压素止血药物;护士小夏也麻利地为他开通了第二条静脉通路,生理盐水维持着静脉通路的通畅,以便随时输注不同的液体。另一个护士小余也遵医嘱为张强抽了急诊血,此时他身上连接了各种机器,监测生命体征的心电监护仪、推注止血药的微量泵、吸氧的氧气管,抢救车、负压吸引器也被早早地放在了床边。

医生:"现在开始不能吃东西了。"

"好。"李桂芳木讷地回应着,虽然医护人员向她解释过会再次出现这种情况,但当她真正面临的时候还是无法平静。

"想吐。"一口鲜血赫然显现,接着又是第二口。看到这种情况,李桂芳再也忍不住,边哭边为丈夫擦拭着嘴角的血渍。

医生:"去准备三腔二囊管。"

小夏:"好的。"

小余:"医生,患者血红蛋白含量55g/L。"

医生:"给输血科打电话,务必尽快配到血。"

此刻,医生注意到已经被眼前情况吓呆的李桂芳,他拍了拍李桂芳,示意她和自己到外面去。

医生:"他今天吃了什么东西?"

李桂芳:"因为今天说要出院,他说他开心,就吃了两口小酥肉。"

医生无奈但还是平和地说道:"我们应该跟你们说过的,他现在不能吃那些油炸的食物。"

李桂芳和张强都觉得做过硬化剂治疗了,也不出血了,应该就没事了,李桂芳不明白为什么做了硬化剂治疗还会出血。

医生耐心地解释道:"食管胃底静脉曲张的情况存在,他的血管时刻都处于会破裂的危险中,目前我们先尽快止血,但是具体能不能止住就得看他的情况了。不过您放心,我们会尽最大的努力,后面抢救可能还要气管插管、插三腔二囊管的情况,您心里要有准备……"

医生详细、耐心地讲解着李桂芳丈夫的病情及后面可能面临的情况。

但此时的李桂芳已泣不成声,无助地掩面哭泣。

"咱们家属不能先倒下,现在很多决定还需要你来做,他也需要你的陪伴与支持,我们一起努力。"主管医生拍着李桂芳的肩膀。

李桂芳明白尽管此时她内心几近崩溃,但自己需要坚强,丈夫也需要力量。

李桂芳回到丈夫身边,看不出哭过的样子。她握着丈夫的手,用极尽温柔的话安慰道:"老张,医生说了这种情况是会有的,让我们不要担心,咱们就积极配合医生的治疗,在医院你还不放心嘛? 有什么事,医生都会处理的,治疗的事咱们不懂,但是医生说了,咱们要做的是端正心态,不要太担心,不好的心情对肝脏是不好的,你也知道你是肝脏不好才导致那个什么的。"

"食管胃底静脉曲张。"张强微笑地补充着,他何尝不知道自己的情况,但也不想让妻子太过担心。

李桂芳:"对,就是这个静脉曲张。"

张强:"不过就是要辛苦你了,在医院忙前忙后,又休息不好,别以为我不知道,你总是半夜起来,总是过好久才会回来。"

李桂芳:"我那是去看风景去了。"

"大半夜看什么风景啊!"张强满眼的心疼与愧疚。

"让儿子过来吧。"李桂芳试探性地问道。

"别了,儿子的事业正在上升期,不要麻烦他了。唉!"一声叹息包含了无尽的无奈。

隔天的白天,小夏作为责任护士看着此时还算稳定的张强,说道:"张叔叔,还记得我吗? 前天您便血比较多的那个晚上是我值班,看您现在情况好多了,我也很开心啊。"

张强从昨天白天开始就慢慢地不排血便了,也不呕血了,晚上更是睡得很踏实。他笑眯眯地答道:"小夏啊,我记得,那一晚是真的难熬啊,还好有你和你阿姨一起陪着我。"边说边看向小夏和李桂芳。

小夏："张叔叔，我们医护人员只是做了我们应该做的。"

张强："小夏，我这都不出血了，可以吃东西了吧。"

小夏："张叔叔，医生根据您的情况还是让您禁食的，您原本出血的血管，经过食物、胃液的刺激会有再次出血的风险，咱们再让血管愈合修复一下好不好，让它也缓一缓。"

这两天，医生和护士都时刻关注着张强的情况，每个人都在期盼着张强能够快点好起来，医生在张强身体情况允许的情况下做了第二次内镜下硬化剂治疗。

两天后，医生查房。

医生："今天大便解了几次了？什么颜色啊？"

张强："医生，今天就解了一次，不过看着还是有点黑。"

医生："可能是前两天残留在消化道里面的血液，还没有完全排干净，不要太过焦虑，按照我们说的注意要点再观察一下。"

4. 雨过天晴

在观察了5天后，医生安排张强出院。出院当天，李桂芳给医护人员买了很多水果，感激地说道："可能你们在医院这种情况见得很多，但对我们真的是第一次遇到，心里充满了恐惧与不安，是你们耐心的解释、温暖的陪伴与安慰让我们心里更踏实，真的感谢你们，让我感受到，我陪伴着老张，你们陪伴着我们。"

当病情加重时，患者和家属都会变得慌张、焦虑，而且由于缺乏医学专业知识，压力会进一步增加，心里会堆积各种负面情绪，然而却不知该向谁倾诉。此时就需要我们医护人员在对患者进行救治之余，做到对患者和家属耐心地倾听、细心地讲解、真心地安慰，以他们需要的方式陪伴他们。

在医生护士嘱咐交代后续养护的各种注意事项后，李桂芳和张强携手走出医院。此时，冬阳正暖，美好的日子还长！

（张文丽）

点评

【读者】

被张强夫妻的相濡以沫、携手相扶感动了；被护士小夏善于体察患者及家属的情绪并予以耐心的倾听、真心的安慰感动了。医院是一个到处要求高效、速度的场所，如果医护人员在和患者沟通时都可以慢下来，那么医患关系应该会更加和谐。

【医学生】

这篇文章让我的目光第一次聚焦到了患者家属这个易被忽视的群体上。临床上，我们总是第一时间关注患者，其实陪伴在旁的家属也同样需要倾听与安慰。面对老张凶险的病情，虽然李桂芳内心几近崩溃，却还是要佯装坚强。她压抑着的言语、情绪、想法，也需要一个出口。幸好有小夏和主管医生，让李桂芳有了倾诉对象，在每个睡不着的夜晚有了温暖的陪伴。

【医生】

"消化道出血"困扰着很多肝硬化失代偿期患者的家庭，患者和家属常年承受着巨大的心理压力。这时，如果有医生或者护士愿意倾听他们的诉说，了解他们的诉求，并给出专业的指导意见，和他们共同经历生命的挣扎，抚慰他们低落的心情，安抚他们心里的焦虑，就可以有效地缓解患者和家属的心理压力。能得到他们的信任，聆听他们诉说、分享他们的喜怒哀乐，以及他们对未来生活的期盼，甚至听他们说声再见，是多么幸运的事。

脑海中的爱

导言

　　读研期间，初次以一个住院医生的身份进入临床工作，身份的转变让我有机会系统地管理和接触从就诊到出院的患者。正是这一次身份的悄然转变，让我猝不及防地在一次次与患者及其家属的聊天中，悄悄走入他们的内心世界。既接诊了患者，又结识了朋友，感同身受，有时甚至辗转反侧。人都是矛盾的综合体，医生也不例外。一方面，告诉自己要理性思考，因为这是科学；另一方面，在面对一双双流露出不同情感的眼睛时，在听着不同的人对生命认知予以不同的语言解释时，很容易产生共情，又或是对其观点不敢苟同而产生激烈的情感波动。平爷（化名）就是我在那个时期接触的一位患者。他可能很特殊，因为他既是患者又是医学生，既是年轻和希望的代表，又被困于病魔缠身的绝望处境。他可能也很普通，与医院里成百上千的患者一样，有痛苦，有迷茫，但又被亲情、友情和爱情包围着。疾病和手术可以使人遗忘和丧失记忆，但围绕在他们周围的爱却会一直存在……

　　平爷在家里写毕业论文时突然晕厥了。当被送到急诊科时，他已经醒了。睁开眼，看到家人火急火燎的样子，而自己躺在急诊科的抢救室床上，周边全是熟悉的"白大褂"，平爷眼里满是疑惑和不解。他突然意识到自己成了一名患者，只是他也不知道自己怎么了：不是在电脑前写论文吗？晕倒了？是低血糖还是心脏病，还是……平爷也是一名医学生，马上要结束自己的研究生学习生涯，走上工作岗位。只是这一次，医患身份悄悄地转变了一下。

　　第一次听到平爷这个名字应该是在 2019 年劳动节前夕的一个晚上查房

时。当时,他身边围了五六个兄弟朋友,听说都是他医学院的同学。他们围坐在病床旁边,脸上都挂着笑容,那种自信的笑容和眼神像是对任何困难或绝望都能够嗤之以鼻,都可以安然面对。一群人就用这样的心态安慰着半卧在床上,即将要做开颅手术的平爷。

平爷虽然被附加了"爷"字,但其实他只是一个 27 岁的小伙子。听他自己说是因为在大学宿舍的室友中他年龄最大,样貌和性格都稍显成熟,所以室友都叫他"平爷"。

平爷和他的同学们都知道他的病情,颅内磁共振增强和平扫结果都提示,他很可能得了颅内神经胶质细胞瘤。而平爷也知道了自己在家中晕倒的原因,是胶质瘤导致的癫痫发作,而不是他所希望的低血糖甚至哪怕是心脏病。他第一次听到自己身患这个疾病时,差点再一次晕过去,因为他明白这种胶质瘤患者的中位生存期只有 3 年左右。好在旁边的两位姐姐及时抱住了他,并安慰他。

闲暇时,他经常穿着病号服,站在病床旁边,拿着自己磁共振的胶片,对着透过窗户的亮光,一遍又一遍地看,细细地研究着。左侧额叶有一个明显的混杂密度影,周围脑组织都有水肿,边界不规则,增强还有明显的强化。他比主任查房时看得都要入迷,仿佛已经在思考手术的入路或需要规避的风险等,虽然他就读的专业不是神经外科,但也是外科,对手术情况有一些了解。

在与平爷的接触中,我看到他时而明暗交替的眼神里面肆意地宣泄着绝望的情绪,他一遍遍地唉声叹气,而后又仿佛打定主意,可思考一阵后又垂下了自己的头。后来听平爷说,他看着自己手中的磁共振胶片时,甚至开始怀疑是不是机器有问题。"那可能不是自己的?或者是医院弄错了?为什么一切都显得那么不真实?"这些平时患者说出来都让他哭笑不得的理由或是借口仿佛都成了可以救命的稻草。唯一的光亮就是术后的病理切片出现奇迹,他也听自己的室友兄弟们说过,有些良性的脑膜瘤也可能表现出颅内混杂密度影,只是出现的概率微乎其微。

平爷的室友兄弟们时常围着病床陪着他,有人抓着他的手,有人搭着他的肩,甚至有人躺在他的腿上,似乎大家都忘记了平爷还是个患者。可或许恰恰是这种与大学时夜晚躺在宿舍床上一样稀松平常的聊天、打闹,更加能安抚平爷内心的不安,让他感觉自己和以前一样,并不会因为疾病而被疏远,他还有爱他的家人们,还有美丽、温婉的女朋友。

在一次查房的聊天中,我得知平爷两个月前刚谈了个女朋友,听说是和他签了同一家医院的后勤部门的同事,与他是老乡。说起女朋友时,平爷脸上洋溢着幸福的微笑。

"我们老家那里的女孩子啊,能吃苦,长得水灵,又会照顾人,最适合做老婆!而且两个人在一个单位,相互之间还有个照应。"说着说着,自己都笑出了声。我也握着他的手,和他一起分享那一刻的喜悦和幸福。

平爷有两个姐姐,一家人非常幸福,但他脸上也不时会挂上些许落寞。因为这一场疾病,他可能会失去这一切,可周围的亲情、爱情和友情却又让他仿佛拥有着全世界。

术前谈话后的那个晚上,平爷在办公室里找到了我,我一边写着术前讨论和小结,一边听他说着他的担忧。我停下手中的工作,看着他清澈的眼睛,突然也出现了一种无力感,尤其是颅内肿瘤手术,手术风险是的的确确存在的。在往常与患者的谈话中,我能自信地与患者家属讨论术中可能存在的风险,并且眼神坚定地告诉他们需要与我们一起承担一些手术的风险及责任。可面对这个与我年龄相差无几,又同样是医学专业出身的平爷,我突然不知道能够和他说点什么,让他心里好受一点。我只能告诉他,我们的专家团队会给他做到最好,将风险降到最低,可所有的语言都显得有些苍白。平爷沉默了一下,说了一句:"手术后,我会忘记我的家人、爱人和兄弟吗?我会不记得和他们经历的那些点点滴滴吗?我会忘记我曾经花了多少个日日夜夜记下的生理、生化和内外科吗?"平爷的问题让我陷入了深思。平爷额叶的肿瘤,按理说不会引起记忆的缺失,可是神经系统是全身最复杂的系统,颅内肿瘤的情况、是否需要扩大切除范围等都不明了。我整理了一下情绪,对他说道:"记忆可能会丢失,但脑海中的爱是不会遗忘的。爱是双方,是彼此。哪怕你忘记了以前发生的一切,你的父母、你的家人也还是会陪着你,爱着你,带着你一点点找回自己的记忆。"平爷听过之后,心情似乎得到了一些安抚,看着窗外的月光,陷入了深深的沉思中。

平爷手术的那一天,听照顾他的姐姐说,他头一天晚上洗了个澡,用毛巾把自己为手术准备的光头擦得干干净净,没有一点残留的毛发。麻醉诱导完成后,麻醉医生熟练地插好了气管导管。我开始为平爷的颅部消毒,看着这个小伙子,我消毒的双手微微颤抖,想着自己如果面对这般境地是否能够淡然处之,毕竟谁也不清楚,明天和意外到底谁先到来。

"患者,×平,年龄 27 岁,左侧额叶占位性病变,行颅内占位切除术,手术时间 4 小时,预计出血量 200 毫升。"随着主刀医生的术前核查,我也深吸了一口气,凝神准备着。

扩大翼点入路锯开颅骨,切开硬脑膜,我们看到了犹如胶冻状的肿瘤组织。这种鱼肉色胶冻状的组织正是恶性程度较高的肿瘤的表现。主刀医生熟练地探寻肿瘤的边界,肿瘤的全貌也逐渐露出来,它像只张牙舞爪的毒虫渗透到了周围的正常脑组织。我们可以看到细小的血管在肿瘤中穿插而过,手术切除的难度非常大。

显微镜下,每个细小的动作都会显得那么粗鲁,主任的手仿佛静止般,只有显微镜下跃动的双极电凝器和吸引器在诉说着手术正在进行的话语。每一个面分离完毕后,被荧光素标记的肿瘤被完整地切除并装进标本袋送往病理科进行术中冰冻病理检查。医生仔细地观察瘤腔,一遍一遍冲洗,一遍一遍止血,直到完全清亮的生理盐水充满整个瘤腔。

"胶质母细胞瘤,Ⅳ级。"巡回护士老师报出了病理结果。我心头一颤,哪怕是早有心理准备,也不禁为他感到惋惜,最差的结果也莫过于此。我再次沉下心与主刀医生一同填好止血材料,逐层止血和关颅,手术宣布成功结束。我和麻醉医生推着平爷进入复苏室。路上我有些恍惚,仿佛已经听到他姐姐在得知病理报告结果时心碎的哭声。

术后我到ICU床边看平爷,他苏醒得很顺利,双眼浮肿,仿佛刚睡醒,懵懵懂懂。他睁开眼看着我,毫无表情。我试探性地问他叫什么名字,让他动动手脚,眨眨眼,他很配合。年轻总归恢复快,我们第两天再去查房时,他已经可以和我们正常交流,并且询问术中的情况了。我告诉他手术很顺利,只是术后需要在ICU住两天,以便医生及时关注他的病情。他转过头去,似乎也不愿意和我做太多沟通。

术后的第三天,平爷被转回普通病房,他脸上开始出现一点点笑容。家人和朋友们3天未见,却恍若隔世,我似乎可以理解这种情绪。

随着平爷术后血性脑脊液的吸收,他开始不再有发热及头痛的症状,整个人也精神了很多。我也第一次在病房里见到了平爷的女朋友。她在病床旁边陪着平爷,我打趣地问他:"你还认识我吗? 还认识你旁边坐着的是谁吗?"他笑起来。这笑容里蕴含了太多,我知道这都是他脑海中的爱。我们每个人都有。记忆可能会消失,但爱不会消失——我这样告诉平爷和自己。

平爷出院后,偶尔还会和我联系,我也会询问他近期的情况和复查头颅磁共振的情况。看着他和身边家人朋友开心地生活着,我也庆幸这一次能这么近地走进一个患者的内心深处。我用他的眼睛和心去感知整个疾病过程,也使自己的医学生涯更添了几分人情味,毕竟我们治的不单纯是疾病,而是人。人都是有血、有肉、有情感的,而不是冰冷的数字和检查机器。

关于平爷的故事,我就讲到这里,虽然不知道他往后还会不会继续在医疗行业工作,但我一定会带着这个故事的感悟,一往无前地走下去……

(李振强)

点评

【读者】

明天和意外,谁先来到?"人生无常"这四个字在我脑海中挥之不去,每个人心里都有想达成的愿望,可人生的走向有时会事与愿违。因此,有些事想到就去做吧,别让人生留下遗憾。

【医学生】

平爷正要开启人生的新阶段,毕业、就业、恋爱……却被可恶的胶质瘤伸手拦下。作为医学生,看着昔日在书本上背了又背的知识点,一一对应到自己的检查结果中,该是多么怪异又绝望的感受。不幸中的万幸是,术后平爷没有丢失记忆,而爱也将伴随他继续走下去。

【医生】

身为医务人员,见过很多年轻人因为各种各样的疾病早早离开人世,他们眼中有不甘、有绝望、有无奈、有痛苦、有纠结……但无论如何抗争,人都不可能与自然规律相抗衡。作为医学生,平爷想必也懂得这个道理,所以他很平静地接受了现实,并且术后很开心地生活着。平爷的故事也给我们提了一个醒,意外随时可能来到,趁着还有力气,一定要好好珍惜健康的身体,同时用心去经营幸福的生活。

听故事的人

导言

　　2022 年初,杭州意外地下了几场大雪,南方人都为这几场雪景雀跃。在查房的时候,我看到病房里的患者和家属们也在兴致勃勃地看雪。想起多年前的电影《岁月神偷》,香港有一家人带着患有白血病的哥哥北上看病。哥哥和弟弟也是这样好奇地看着雪花落下,盼望奇迹发生。导演兼编剧说他拍的就是自己哥哥的故事,他用自己的方式告诉大家哥哥来过这个世界。在变幻的生命里,岁月原是最大的小偷,偷走了我们的所有,但只要有人记得,就可以留下珍贵的回忆,所以我想写写这些患者的故事,不是病历上的病情记录,而是他们被疾病打断的鲜活人生。

　　——"今天汇报病史又被主任批评了。"

　　——"他问了什么你没回答出来吗?"

　　——"他问患者的职业。这是为了确认工作环境有没有致癌物?"

　　——"或许是因为:没有人希望自己唯一的身份是患者。"

　　最早看到熊顿在天涯论坛用漫画连载自己患淋巴瘤的经历的时候,我刚确定了血液病专科方向。扫视科里患者的病史,却发现职业一栏的内容通常只有三种:务农、工人和学生。

　　每天早上查房,走进病房,每个人的脸上写着:年轻人、中年人、老年人,淋巴瘤、白血病、骨髓瘤。因为化疗药物导致脱发,很多人把头发剪掉,甚至难以辨出性别。病房总是灰扑扑的,即使已经把所有的病房设计成朝南向,似乎阳光还是照不进这里。年龄和病种组成了他们全部的形象,谁又知道他们谁喜欢吃甜食,谁非常能吃辣,谁入院前刚给他的吉他换了新的弦,谁想着这次化疗完要给他的猫找个新家,谁为期末考试准备了很久,却已经错过了考试,谁刚给工位上的电脑配了个机械键盘……

有一次夜班,我正在整理病历,一个17岁的小男孩走过来,说:"医生,我有个问题,我很早就在工厂里打工了,你说我得白血病会不会是因为厂里环境的问题?"

"你没有在上学吗? 我看一下,啊,是的,病史里写着你已经在工作了。"

"是你认定17岁的人都是学生吧,我从小是个孤儿,早就不上学了,这次治病的钱是村里人凑的。其实我上学时候写字挺好看的,你听我讲讲我的事情呗,我帮你整理病历。"

原来不是漫画家没有出现在这里,是我们没有关心他们是不是漫画家。如果没有生病,你会在哪里? 你每天担心紧张的事情是什么? 你要去往哪里? 在每天的日常工作之余,我开始跟患者们闲聊职业和爱好,渐渐变成一个听故事的人。

"我以为美术生的照片会更艺术一点。"知道瑶瑶是中国美术学院(以下简称美院)的学生之后,一次恰好看到主任在微信群里分享的瑶瑶朋友圈的自拍照片,我这样问她。

"你是在质疑我的自拍风格太幼稚?"

"不是的,我不是……你……我只是想说……哎,你具体是什么专业的?"

"学动画的,当年我考进美院的时候是全国第四名。"

她上学是在美院的转塘象山校区,转塘整个镇都被打上美院的印记。她说很想念学校,又快到毕业季了,每年这个时候都有好多人来转塘看毕业展。"等我好起来回学校上课,毕业的时候你一定要来看我的毕业展。"故事最后的走向是她的疾病再次复发,她放弃治疗回了家。我现在还记得她手机壳上画着皮克斯的动画电影《怪兽大学》中毛茸茸的苏利文,如果她的人生没有拐个弯到这里,也许就走向"皮克斯"了。

"你的手机壳印的是你喜欢的演员吗?"我问小伦。

"我的输入法皮肤主题也是他的。"

"你们老师会不会有意见?"

"上学的时候我肯定不会带手机啊。"

小伦说她在初中的时候就喜欢他了,看着他练舞蹈、练声乐;看着他考进中央戏剧学院;看着他进剧组,演了一个脑瘤患者。电影是爸妈带她一起去看的,她说她真的没哭,但是爸妈哭了。每次入院化疗的时候,她都想着会有剧中的他在给她加油。"那等你出院时,我也在你手背上画一朵小红花。"

"国内最好的演唱会场馆是哪里?"听说坤工是做演唱会幕后的,我"求知若渴"地问道。

"演出效果有时不在于场馆,而在于我们幕后工作人员有没有把准备工作做好。"

演唱会时长不过两三个小时,幕后却是几个月的策划和准备。坤工说不管是大型体育场,还是小型 live house(室内演出场馆),都要认真对待。演出一旦开始,无论发生什么意外,都遵循"The show must go on"(演出必须继续)原则,这是他们的职责。医生要遵循的是"The life must go on"(生命必须持续)的原则,这是医生的职责。

看到大文的床头有几张没有画完的漫画稿,我问:"这是你的画稿吗?"

"这是我哥哥的画稿。他是画漫画的,陪我住院空闲的时候,他都会画画。现在他到楼下买饭去了,我找几张他其他的画给你看。"

谁来医院陪护患者,其实是个大问题,虽然医生较少会考虑到这一层,但这是每个患者都会面临的很实际的问题。家属大多要工作,要上学,年长的老人来陪护又有实际的身体问题。对于大文来说,幸好他哥哥的工作是可以不用坐班的。听故事的过程中,一些常常被我们忽略的问题会逐渐浮出水面。

完成颈内静脉穿刺之后,岚老说:"这里的医生真是心灵手巧。不过在北方的医院,他们都会称呼我教授。在这里,你们直呼我名字,我有点不习惯。"

岚老是杂技家协会理事,年轻的时候搞杂技,后来转向研究领域,撰写杂技论文,曾多次获全国奖及国际奖。他说理论研究让杂技这项传统技艺有了新的生命力,就像你们成长为好医生,既离不开前辈的言传身教,也离不开书本上理论知识的学习。患者一路走来,所取得的成就累积得到了某个尊称,不应该被患者的身份所掩盖。

吴博刚入住病房时,我们就知道他是从事生命科学研究的,研究领域还多少与血液病有点关联。有次在病房我恰好跟同事聊到实验上的问题,被他听到了。他问我:"你说你跑蛋白质印迹法(western blotting,WB)的时候显影出来总是反的?"

我切实地感受到我们其实算半个同行,这个世界上有那么多生命科学实验室,似乎每天都有石破天惊的实验结果出来,但是病房总是还有那么多让人无能为力的患者。那时候他已经没有力气长时间讲话了,但是说到自己的研究领

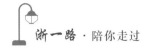

域依然两眼发光。

"你是专柜销售?"我问鹏子。

鹏子不服气:"虽然柜台销售大多是女孩子,但是我的业绩一直很好。我现在是发着烧,精神不好,平时我是非常认真和专业的。"

他说服务行业都很累,既需要热情,又需要耐心,他跟着前辈学了一段时间就上手了,赚得也多。爸妈觉得他从小学习没有很好,一直担心他找工作难,但后来见他这么努力工作,就放心了。这一下子住院,父母又开始担心了。还好努力工作了那么久,现在可以用自己赚的钱支付生活中所有的账单,以后还要学会应对生活中所有的检验单。

港叔是位保安,可能保安大多有点聊天天赋。

"我们保安队的那群小孩子啊,都喜欢到我家吃我做的饭,好多都是外地人,逢年过节回不了家,就往我屋子里跑。我一个五十多岁的人,跟他们聊起天来一点代沟没有。现在我生病了,今年过年他们要没有地方吃饭喽。"后来,大伙一起吃了很多餐饭,慢慢地就有了一家人的感觉。

我安慰港叔,按照他的治疗进程,肯定能在过年前出院,保安队的年轻人过年不会没有地方吃饭。

听力正常的人不会知道,对于听障人士来说,那些普通的声音有多美妙,一根针掉在地上的声音、婚礼上客人们的欢呼声、篮球撞击地面的声音;嗅觉正常的人不会知道,对于嗅觉失灵的人来说,能分辨气味是多么难得,夏天雷阵雨过后空气中的味道、晒过太阳的被子的味道、新鲜的柑橘和佛手味、奶油蛋糕的香味;身体健康的人不会知道,对于患者来说,在就诊过程中仍然被当作独特的个体对待是多么难得,不要只用所患疾病的类型、分层和预后来描绘患者的面孔,试着了解他们的职业和爱好来丰富他们的形象。每一个人都值得被用心对待。

所以我要继续当听故事的人,将故事与患者连起来,让每个人、每种病变得立体,拉近我们与患者之间的距离,从治病变为治人。血液病患者总是会与病房纠缠很多年,以前有很多人会在病房里走到人生终点,现在有越来越多的人迈出去衔接上自己从前鲜活的人生,希望病房生涯只是他们漫长人生中短暂的一站。

爱听故事的人,总喜欢问:"那后来呢?"

希望在听患者们的故事时,我能听到一个又一个漫长的后来……

(刘蒙)

点评

【读者】

作者把住院患者的故事记录在这里,让我们的注意力从"血液病患者"这个标签转移到每个活生生的人身上,关注他们的思想、他们的故事。正如作者说的:"组成他们的,不是疾病种类分层和预后,而是他们的职业和爱好,每一个人都值得被用心对待。"

【医学生】

在临床工作中,因为病床快速周转,有时患者的形象会逐渐变得扁平化、符号化,烙成病历上的几行字,浓缩成一个个疾病名词。这篇文章却通过人物群像,将病患的身份重塑,他们仿佛从"纸片"上重新被拉了起来,站在我们面前,出现肌肉、骨骼、头发,出现神色、好恶和情节。其实,看似囿于病床之间,可我们接触的,何尝不是一个广袤的世界。

【医生】

医生,不仅要会看病,还要懂得倾听和共情,倾听患者的叙述,想象患者的处境,理解患者的痛苦,尊重患者的选择。医生在认真倾听患者的叙述时,可以在一定程度上促进医患关系和谐化。每个患者都有其独特性,倾听他们的故事,满足他们的合理诉求,即是以患者为中心的医疗实践。冰心老人曾说:"爱在左,情在右,在生命的两旁,随时撒种,随时开花,将这一径长途点缀得花香弥漫,使得穿花拂叶的行人,踏着荆棘,不觉痛苦,有泪可挥,不觉悲凉!"这句话为医护这个职业做了最好的诠释。在诊治患者之外,医务工作者可以听到的这些故事,也是对他们特有的丰厚回赠。

深夜偷食者

导言

　　在日常工作中,精神科医生常常会遇到抑郁症的治疗"瓶颈",当单一药物治疗效果不佳时,可以调整药物治疗方案;而经过足量足疗程治疗后,患者的反馈依然是"情绪改善不大",这个回应对医生的内心是一种考验。我常常会思索,他/她们的"情绪抑郁"还能找到突破口吗? 也正是这个想法驱动我对每位患者都会多问几个问题。

　　文中的露丝(化名)就在我经过多次问诊知道她抑郁背后的原因并及时给她调整治疗方案后,情绪症状得到了很好的改善。当然,前提是在诊疗过程中建立良好的医患关系。患者的信任和医生的同理心能使医患双方共同参与的诊疗活动开展得更加顺利,并取得最后的成功。当患者能够冲破内心的藩篱,愿意把心门打开,向医生倾诉,从某种意义上来讲,治疗就已经取得了一半的成功。

▷▷▷▷▷▷▷▷

　　初春,某个工作日的下午,露丝拖着疲惫的身体走进诊室。落座后,她道出了最近困扰她的一个问题——失眠。

　　失眠真是一把"杀猪刀"。35 岁的职场女性露丝看上去比实际年龄老了好多,她一脸疲惫,肤色暗淡无光,一身黑灰色衣服更显得整个人毫无生机,但她体态依旧"丰满"。

　　"睡眠怎么不好,可以具体说说吗?"

　　"医生,我大概前前后后有半年了,睡眠大部分时间不好,主要是……"

　　在她的描述中我了解到,露丝睡眠时好时差的状态大概持续了半年,最近

1个月来失眠明显加重,每天晚上躺到床上,大脑就停不下来,许多事情像潮水般涌上来。她努力控制不去想,但还是做不到,有时候即使睡着了,睡眠的时间也很短,大概一两个小时就要醒一次。

"医生你看,我黑眼圈都有了。"露丝边用手指着自己的眼睛边说,看得出来她平时还比较注重自己的形象。

我移动了一下椅子,身体尽量前倾离她近一些,沿着她的手指方向仔细地看去:"嗯,是的,有一些黑眼圈。"

同理到她的感受后,我恢复坐姿,视线也如镜头般慢慢拉远,观察露丝整个面部表情。经验告诉我,她不只有单一的失眠问题。于是,我关切地问道:"最近1个月来你的心情如何?"

"哎!"露丝长长地叹了口气说,"我这段时间的心情简直可以用'糟糕透了'来形容。"

提到这个问题,就像一颗石子丢入平静的湖面,露丝的情绪被激起千层浪花,讲述了她近期的一个负性生活事件……

原来,2020年底,一向身体健康的弟弟突然查出来得了癌症,而且是晚期。一家人倾尽所有挽救弟弟的生命,但最终依然无法改变事实。3个月后,弟弟撒手人寰,丢下年迈的父母、伤心欲绝的妻子和年幼的孩子。弟弟去世后,露丝操办了弟弟的身后事,感觉身心俱疲,闷闷不乐,一直没有从弟弟离世的阴霾中走出来,但是她内心知道生活还得继续,于是强压着悲伤,回归自己的日常生活。工作忙碌,下班还要辅导上小学的儿子做作业,露丝希望自己的每一分钟都有事可做,都是忙忙碌碌的,这样也就没有时间再去思念弟弟。

弟弟已经离世,为了方便照顾父母,露丝把二老接到自己家里同住,这样还可以让他们帮忙接送孩子、做饭。虽说一家人生活在一起了,但是没有了往日的热闹气息,露丝每天过得像一台不停运转的机器。潜意识里,她在回避弟弟去世这个事实,极力压抑自己的情感。然而,往往事与愿违,露丝在极力地回避,但妈妈却每天晚上都要和露丝聊弟弟以前的事情,絮絮叨叨说上1个小时,或叹息或怀念,言语间总让人感受到"白发人送黑发人"的伤痛和对儿子无尽的思念。

面对同一件事,露丝和母亲的做法正好相反,一正一反的行为模式也对露丝的情绪产生了影响,她忧郁中带着哽咽,低沉的语音语调使空气一下子凝固起来:"医生,我有时候真的难以忍受我妈妈在我的面前这样一直说,但是我又不能对她发火,弟弟不在了,如果我再对她生气,妈妈心里会很难过的。"露丝照顾了妈妈的感受,但没能化解自己的情绪,于是又把这种情绪转嫁到儿子身上。"我现在经常觉得心里很烦躁,有时候脾气也不能控制,经常对孩子发火,事后想想很后悔,每天都过得不开心。"

她边说边抽泣,气氛越来越凝重,我的心也变得很沉重,诊室里安静得只有轻轻的哭泣声。我把纸巾盒放到她面前:"原来是这样,听了你讲的这些,我能感受到你面对亲人离去的痛苦和这段时间的艰难。"

我问她:"在心情不好时会有伤害自己或者一些消极的想法吗?"

她擦干眼泪说:"这个想法没有,我只能坚强。家里父母、孩子都要我来照顾。"

我悬着的心稍微放下了一些。

"那是什么原因让你来找医生的?"看到露丝用纸巾擦干眼泪,停止哭泣后,我问道。

"其实,这段时间除睡眠问题折磨我外,大脑也好像生锈了,反应变慢,记忆力也不好,有时脾气大,控制不住就要对儿子发火,最主要的是工作受到阻碍,我是单位部门主管,现在工作都不想做,想想就心烦,所以我想有个好睡眠来保证白天的工作状态。"

失眠在精神卫生科既是一个症状,又是一种疾病,或焦虑,或抑郁,甚至其他一些器质性疾病也会继发失眠。专科医生通过问诊中的临床精神检查,根据患者的情况会过滤掉一些干扰因素,聚焦于引起失眠的关键问题,但更重要的是探索问题背后的原因。从露丝的回答中我捕捉到一些关于抑郁的信息:心情不好,大脑反应变慢,记忆力下降,工作受阻,失眠等。

于是,我建议她去做一个全面的精神心理状态评估。

系统评估后发现她的抑郁因子分非常高,优势脑区的波形显示低功能状态,压力指数很高而抗压能力在下降。我给她仔细分析,解读测试结果后告诉她得了"抑郁症"。我制定了治疗方案,并嘱咐她两周后来门诊复诊。

两周后,露丝如约而至,气色看上去比上次好些。进入诊室后,露丝压紧了门,反馈了近两周的情况:心情稍微有一些改善,睡眠时间也较之前延长了一些,但还不是很好,现在每天晚上还会醒来几次。然后,她又道出了一个惊天的"秘密":自从弟弟去世后,露丝感觉自己身上的压力更大,家庭、工作和孩子的教育像三座大山压在露丝的心头,让她喘不过气来。于是,她就变成了一个"双面人":白天在职场上是一个敬业工作的部门主管,晚上回到家心平气和地辅导孩子功课;但到了午夜,等家人熟睡后,露丝就会偷偷起来,蹑手蹑脚地走到客厅,从背包里拿出事先准备好的一堆零食,大口大口地往嘴里塞,边吃边哭,吃到满腹饱胀感后心情才会舒畅一些,心头的压力似乎也减轻一点,再轻手轻脚地回到卧室睡觉。为了不让家人担心,最近1个月,露丝都是在担惊受怕中度过每一个深夜偷吃的时刻。而在白天,当想到自己晚上的行为时,露丝内心又会有强烈的"罪恶感",非常后悔与自责。为了保持体重,她白天在单位里几乎不进食午餐。

自此,初见露丝时我心头的疑惑终于解开了:长期失眠、抑郁,而体态依然"丰满"的原因原来在此。

露丝对自己的状态甚是担心,焦急地问道:"医生,我都不知道哪个是真正的自己,我会不会是精神分裂呀?"

"你放心,这种情况不是'精神分裂',是抑郁情绪引起的。"我用坚定的眼神看着她说。

为了消除她的疑虑,对她提出的疑问我给予了专业的解答,并给她吃了一颗"定心丸",明确告诉她这不是"精神分裂"。晚上偷偷暴食的行为是她抑郁情绪的一个自我发泄方式,白天在同事、家人面前伪装自己、强颜欢笑,晚上负面的情绪压得她喘不过气,只好通过暴食来缓解,归根结底还是抑郁情绪在作祟。暴食虽然能稍微缓解抑郁的情绪,但毕竟不是解决问题的良策。随后,我给露丝调整了治疗方案,嘱咐她一定要按时服药,定期复诊。

之后,由于更换院区上班,我有一段时间没再碰到露丝,不知道她是否来复诊。随着时间的流逝,门诊患者来来往往,我已经淡忘了露丝。

在4个月后的某天,我临时与同事换班,恰好在那天门诊再次碰到了露丝。如果不看名字,她进来时我几乎认不出来。她面色白里透红,化了淡妆,一对落尾眉,桃粉薄唇,一身职场通勤套装,细高跟皮鞋把露丝的职场气质体现得淋漓尽致。露丝看到我后开心地说:"医生,谢谢你,今天再见到你我很开心,你说得很对,妈妈和我怀念弟弟的方式不同,我要理解并接纳她表达情感的方式。从我自己的角度也要学会与负面的情绪和解,找到排解情绪的方式,我现在不再半夜起来偷偷吃东西了,平时每周2次瑜伽,周末一家人去户外跑步、爬山,儿子现在也渐渐喜欢上运动了。"

听完她的反馈,我竖起大拇指给她一个赞:"看来你这段时间的变化很大,也恭喜你找回了自己。"

露丝现在的状态让我深感欣慰,看到她的变化我真心为她高兴,相信在未来的日子里露丝不会轻易被困难击倒,也不会因为情绪问题再次于深夜偷偷暴食,而会在一次次的困难中修炼自己,最终使内心不断变强大。

（戚洪莉）

点评

【读者】

现在似乎不少人有着这样或那样的心理问题,如何疏导排解、调适自己的情绪是一个重要的课题。如果自己调整不好,就要尽快求助医生,不能一直藏在心里,不然早晚会对身体造成伤害。

【医学生】

精神科医生真的需要极强的耐心,要在一次次问诊与评估中慢慢发现患者的问题。该患者从失眠到抑郁,从弟弟去世到深夜偷食,成年人所背负的问题远比想象的更多、更重。好在"我"得到了露丝的信任,并帮她解开心结,找回了自我。

【医生】

医生工作久了会有惯性思维,然而精神卫生科就诊患者背后的故事却各有各的不同,很多时候是"虽然知道了开头,却猜不到结尾"。正如文中这位"深夜偷食"的患者,原来也是为了通过"进食"产生快乐,让自己的情绪得以转移。精神卫生科是一个故事高产的科室,那里的医护都是聆听患者心事的高手。有时聆听患者诉苦,也是帮助他们分担压力。每个患者的失眠、抑郁、惊恐、焦虑、多疑、厌食等症状背后都有着一段不为人知的故事,都需要被倾听、被理解、被安慰和被帮助。只有这样,医生才能按方抓药,有针对性地提供个体化治疗方案。

摆渡人

导言

刚工作时，总是相信"山海自有相逢，风雨总有归期"，做好自己的护理工作就是对患者最大的帮助。工作越久，遇到的患者也越来越多，他们有已看淡生死的耄耋老人；有担负整个家庭重担的中年人；也有还未毕业，对未来充满无限期许的阳光少年！他们经常会问同一句话："医生，我还能走路吗？"他们的眼神从最初的炙热到渴望再到最后的漠然。我渐渐明白，我们在医人的同时，也要渡心。希望我们遇到的每一个患者都能痊愈，纵然我们不能妙手回春，也能从此阡陌多暖春。

第一次看到刚从监护室转到骨科病房的小林，我着实惊了一下。51岁，身高180厘米，体重近110千克的他感觉都要从病床上"溢"出来了。因颈椎骨折导致脊髓神经受损，小林除右上肢肌力Ⅲ级外，其余肢体肌力均为0级。从监护室转回骨科病房的小林带着1根导尿管、1根鼻胃管和1根肛管。从进病房的那一刻起，小林就喊着要吃东西，吵着要拔胃管。医生和护士长安抚了很久，小林才勉强同意再多留置胃管1天。护士长特意交代："对突然截瘫的患者，不管是身体上还是情绪上，大家一定要格外关心。大家辛苦点，咱们尽量固定责任护士。"

小林身体比较壮硕，他是在醉酒后夜里骑电动车不慎摔倒导致颈椎骨折的。他用因气管插管而嘶哑的声音说："大姐，等我好了，再也不喝酒了，也要减肥。手术医生这次为了给我摆合适的体位，都花了两个小时。"听着他对康复之后的种种规划，看着他眼里深深的渴望，我笑着告诉他："是的，很快就可以出院了，所以你要配合治疗呀。"

其实在医院工作越久，就越深刻地体会到"善意的谎言"有时比现实更让人幸福。小林颈椎骨折的部位节段高，脊髓神经损伤重，虽然主治医生在他受伤后的黄金时间 6 小时内实施了手术，但是术后肌力、感觉完全恢复的概率还是很低的。主治医生王教授晨交班时说："接到急诊室电话，我们团队是夜里 12 点多赶到医院的。每次遇到这样的患者，只要有可能，我们都会竭尽全力在 6 小时内实施手术。我们多争取一分钟，患者就多一分站起来的希望。"

因病情需要，小林需要第二次手术。在第二次手术的前一天，小林家属略显为难地问我病区有没有男性护理员，想麻烦帮小林通一下大便："他两百多斤，又不能动，我实在是弄不好。"已连续陪护五六天的小林家属用满是血丝的眼睛看着我，眼里有为难、有无奈，但更多的是疲惫。

"我就可以呀！"我拉了拉自己的护士服，尽量不让自己的腰围露出来，故作轻松地说。小林的每次翻身都是一个大工程，两百多斤，又是高位截瘫。

"可以吗？我老公说不要麻烦你们，你们都是瘦瘦的女孩子。你们每天十几次的翻身，我都已经很难为情了，我看你们好几个护士自己都戴着腰围。"小林妻子言辞真切地说。

"没关系的，这都是我们的工作，再说他天天喊我大姐，不是更应该嘛！"说着，我就拉着小林家属一起往病房走去。

我和小林家属连续换了两次床单才收拾干净，给小林全身都擦了一遍，摆好合适的体位。我刚准备走，就看到小林试图用他的右手拉住我。看我停下脚步，小林犹豫着说："大姐，我能坐起来吗？明天就要手术了，我想看看外面的风景。"话音刚落，小林就把脸扭到了一边。

我知道小林的担心，一股心酸、苦涩的感觉从心底涌了上来。小林无数次说后悔出事那晚喝了酒，可世间又怎会有后悔药。错误有时候可以弥补，但更多的时候只能留下一辈子的遗憾！我和小林家属一边一个扶着他的胳膊，我给他说着新建总部的每一处风景，还指即将筹建的二期给他看。

水边的跑道上有个小朋友在肆意地滑着平衡车，一圈又一圈。小林一直看着那个像在风中飞翔的小朋友，眼里出现了一闪而过的光，然后喃喃自语道："以前总觉得年轻好，住院后觉得健康才最重要。现在觉得未来真好，有未来真好！"说完，小林让我们把病床摇下来。

在协助他翻身时，我突然感觉到有几滴温热的水珠落在我的手背上，一瞬间我怔住了。我记得小林说过他很少哭，即使是这次受伤。我的喉咙像被东西堵住一样，竟一个字也说不出来。我恨自己不是真正的天使，不能允诺小林一个可期的未来；也怨恨自己不是哲学家，不能说出动人的话来抚平他的伤痛，给他希望。

良久，我握着他的手说："只要我们心怀希望，每个人都有未来。很多时候，可能自己觉得是负担、是拖累，但在亲人眼里你在就是他们的希望。儿子是父母的希望，父母又是孩子的家。只有我们在，他们才能更好地活着。"我偶遇过在病房门口焦急等待的小林的儿子，头发凌乱，二十来岁，看到医生后，还未开口就已哽咽，我也知道他家里还有一个让他放心不下的年迈母亲。

小林术后返回病房，我第一时间跑过去检查他的四肢肌力和感觉情况。但事实让我明白，为什么电视剧里出现奇迹时周围会泛着光，因为那些都是在现实生活中不能实现的奢望。

术后第三天快下班时，小林家属在走廊的拐角处突然喊住我，眼里噙着泪花，双手不停地相互揉搓着说："护士小姐，这段时间谢谢你们了，我们打算过几天就出院了，去康复医院。小林让我告诉你，他会好好康复的，即使不能再下地走路，也要努力活着。我们儿子还没结婚，更不能让我婆婆白发人送黑发人。其实只要他人在，我就觉得日子会好过些。"

说完，小林家属在经常有人穿行的病房走廊里，放声大哭起来。那声音回荡在整个走廊，充满着绝望，像一把利剑直插入心脏，让听闻的人连呼吸都会觉得生疼。而此时，任何安慰的言语都显得苍白和无力。

刚上大学时，老师说："学医人一定要永怀情怀，因为你会不断地面对生老病死，不断地和鲜活的生命说再见。他们虽是陌生人，却能让你记忆犹新。所以每个学医人都要有一颗'有时去治愈，常常去帮助，总是去安慰'的心！"

小林出院那天，我刚好休息，当班同事说小林送了一束花给我们全体护士，是一束太阳花，每一朵都开得异常灿烂。那束花在我们休息区放了好多天，每次看到那束花我眼前总会浮现小林的笑容，也会想到顾城的那句话——"黑夜给了我黑色的眼睛，我却用它寻找光明。"出院后，我们也多次打电话询问小林的情况，电话那头家属总是不停地道谢，兴奋地告诉我们小林的脚已恢复知觉，还有小林喊完大姐之后爽朗的笑声。那笑声就像穿过浓浓雾霾之后的冬日太阳，既温暖，又充满希望。

小林出院以后，我时常在想，患者每次治愈、康复之后的笑容与感谢固然鼓舞人心、让人铭记，但是当我们面对"束手无策"和"说抱歉"时，我们这些承载着他们康复希望的"天使"又该怎样去救赎和摆渡呢？除救治之外，我们还应该关注家属和患者的心理与情感变化，帮助他们接受现实，帮助他们在坎坷之路上艰难前行。我们不是"天使",不能让愿望成真,但是我们可以做这世间的"摆渡人"。在患者身体生病、无能为力时,帮助他们"渡"到健康的灵魂和心理,让每个人心里都有一个未来,这未来或短暂或久长。希望在未来的某一天,我们这些临床工作者"总是去治愈,常常去帮助,有时去安慰"。

(齐悦)

点评

【读者】

文中的故事让人再次感受到了世事无常,不知道明天和意外哪个先来,感受到了生命的脆弱,我们要珍惜自己健康的身体、幸福的家庭,不要做危险的事情,我们不仅有现在,还要为未来存点"老本",尤其是健康的资本。

【医学生】

临床实习看到护士老师们,总觉得她们是万能的,上至输液、用药,下至翻身、拍背,什么都难不倒她们。故事里的"我",哪怕戴着腰围,哪怕面对两百多斤的患者,也毫不退缩、推责,尽心尽力,令人钦佩。

【医生】

故事里有两句话让我非常感动。护士长:"这种突然截瘫的患者大家一定要关心,不管是身体上还是情绪上,尽量固定责任护士。"主治医生:"每次遇到这样的患者,只要有可能,我们都会竭尽全力在 6 小时内实施手术。我们多争取一分钟,患者就多一分站起来的希望。"这些心怀患者,想患者所想、急患者所急的医护人员是那么的可爱、可亲、可敬。共情是医务工作者必备的一项能力。有了共情,才能使冷冰冰的仪器和数字变得有温度,让严肃、严谨的医学变得有人情味儿。

路的尽头

导言

　　某天上班,接到抗疫期间照顾过的患者的女儿发来的短信:"护士长,我昨天中午生了,母女平安,我找了我一个表妹来照顾我,能不能麻烦您请里面护理我妈妈的同事跟我妈妈说一下让她放心。"

　　作为 ICU 护士长,更多的是负责患者重症期间的抢救治疗,这是我第一次这么深入地走进患者的家庭生活,维持这么长的时间,感受她的喜怒哀乐,也全身心地体验整个救治过程的艰辛,所以记忆那么深刻。

　　收到征文的消息,我在一天里写下了黄奶奶家的故事,这岁月静好的日常生活,因为新型冠状病毒肺炎疫情变得来之不易。在之后的几年间,看到来来往往的患者,我常会在不经意间想起黄奶奶,想起她渴望回家的眼神,即使过程艰辛,却充满希望……

　　黄奶奶,浙江某小镇一位 66 岁的普通妇女。转入 ICU 时,高流量吸氧,氧浓度已经调至 85%,她略显胖硕的身体不肯安安分分地躺好,用充满戒备的眼神看着管床护士,用不太能听得懂的方言不停地跟我说话:"我没事的,我要喝水,我要下床,我要给女儿打电话,我在哪儿……"

　　连日来辗转多个陌生的医院,黄奶奶还没搞明白发生了什么就进了 ICU。她时不时拉扯高流量吸氧的鼻塞导管,企图从床上爬起来,经皮动脉血氧饱和度监测的结果只能勉强维持在 90%。监护仪上忽高忽低、摇摇晃晃的曲线和间歇响起的报警声,不停刺激着医疗小组每一个人的神经。

　　"奶奶,这是在杭州的医院,您生病了,家里人不能来陪您,您要安静下来,这样人才会舒服一点……"我们说的普通话,黄奶奶听不懂,以致她的恐惧感反而越发深重。我的劝说、安慰与黄奶奶的絮絮叨叨就如两条永不相交的平行线。

在 ICU 最初的几小时,她喘着气一直用大嗓门嚷嚷,眼神中透着不安,到最后只有不断重复的一句"我要回家"。这是我们之江院区隔离 ICU 病房快速筹建后收治的第 3 例危重型新型冠状病毒肺炎患者,胸片提示两肺"白肺"。

肥胖、脾气急躁、氧疗效果不好,是我对黄奶奶的第一印象。

一天后,原本濒危的经皮动脉血氧饱和度降至 75% 左右,两肺渗出更明显。气管插管很快被提上议程。我穿梭在黄奶奶床边,在全副武装下忙碌 2 个多小时,背上的汗已经在往下滴,眼罩开始模糊,病房拐弯处脚底一个打滑,路过的同伴提醒我:"别急,慢点……"

我边走边在脑海里搜索关于新型冠状病毒肺炎的信息,气管插管意味着我们会直接暴露在患者喷溅的分泌物和产生的飞沫或气溶胶里。没有想到,真实的情景这么快就降临到我的身边。

"淡定、淡定……"我一边告诉自己,一边深呼吸平静自己的内心。患者病情严重,容不得我想其他的。大家很快进入急救状态,准备气管插管用物、呼吸机、吸痰用品、麻醉药品、抢救车……黄奶奶的声音已经变得微弱,报警声滴滴答答,监护仪屏幕上跳动的 70 次/分钟的心率竟然没有任何增快的迹象,总让我怀疑眼前黄奶奶急剧恶化的肺部情况的真实性。

这大概就是新型冠状病毒的可怕之处吧,表面貌似平静,然未知的病情进展来势汹汹,让人内心变得格外沉重和压抑。

熟练的技术让气管插管这一关有惊无险,经皮动脉血氧饱和度在呼吸机的支持下暂时恢复正常。之后,我们给黄奶奶常规输注镇痛镇静药物,让她维持较为舒适的状态。

也许是心里记挂的事情太多,回家的意念太强烈,任何轻微的刺激都会让黄奶奶躁动不安,不能讲话让她越发焦躁,而每次躁动都会引起经皮动脉血氧饱和度的波动,于是只能再加深镇静。这像一个层层推进的恶性循环。

我们不得不以深镇静维持奶奶生命体征的基本稳定,但是深镇静的后果就是黄奶奶肺部痰液的引流受影响。

于是,我们给黄奶奶翻身、拍背、吸痰、体位引流,及支气管镜下吸痰、灌洗、给药,能想的办法都一一实施。大家已经没有了最初对呼吸道气溶胶和分泌物喷溅的害怕,只要对患者有利的、有用的,全部实施,一次不够,就两次、三次……但是，黄奶奶肺部情况依然不见改善，呼吸机参数有增无减。

那几天，我总是想起武汉同事的话语："这个新型冠状病毒太可怕了，有些患者一开始走着进来，但后来氧合越来越差，今天你下班时还在的患者，明早你上班时可能就听到已经离开的消息……"

时间一天天地过去，看着黄奶奶，我的内心越来越迷茫，就如一群人努力爬山，但总是看不到山顶的方向，更不知道离山顶还有多少距离……

十几天的机械通气治疗也并没缓解黄奶奶的病情，白茫茫的肺部影像依然每天坚定地吞噬着已经越来越渺小的黑影。当呼吸机潮气量减小至 200 毫升左右时（都不到正常人一半的潮气量），医疗队决定给黄奶奶实施 ECMO 治疗。ECMO 是体外膜肺氧合的英文简称，目前是代表一个医院危重症急救水平的天花板技术。

随着 ECMO 的启动，经皮动脉血氧饱和度跳跃式上升至 95%，我那悬着的心终于放了下来。转头看到午后的阳光正烈，透过窗户照进病房，沉重的脚步忽然变得轻快。可我知道眼前的"稳定"都是暂时的，她的面前依旧是一条在黑暗中摸索前进，看不到尽头的路。

下班想起黄奶奶"回家"的意念，我连线了她的女儿，问起她家里人的情况。黄奶奶全家人都在隔离中，虚弱的老爷子总是一个人默默哭泣，高龄待产的女儿挺着 8 个多月的身孕，接着从杭州打来的一个又一个病重病危告知电话。

本在医院隔离治疗的女婿离院出走了。原本辛苦一年赚的收益眼看着收回无望，新冠病毒核酸检测转阴，即将出院回家却又被告知转阳，需要继续住院隔离，女婿内心天崩地塌般的绝望，让他采取了不理性的行动。

黄奶奶女儿听到父亲电话里压抑隐忍的哭泣和诉说，整个人忍不住颤抖，无边的黑暗笼罩着这个从没经历过任何变故的女儿，不安和恐惧让她不敢睡觉。

新冠疫情让一个原本幸福和谐的家庭风雨飘摇，高龄待产的女儿数次因为哽咽而沉默。即便如此，她还是不停地给自己鼓劲："我妈妈会好起来的，一定会好起来的，我们家也会好起来的，我妈妈这辈子也没离开过家乡小镇，我们会等她回家的……"

此时，任何安慰的语言都是那么苍白无力。我握着电话，真的好想抱抱她。

终于，在黄奶奶住院近 1 个月后，传来黄奶奶连续 2 次核酸检测阴性的好消息。但是，她的肺部情况却越来越糟，两肺实变明显，潮气量已经降至 100 毫升左右，肺几乎没有通气，更不可能撤机。肺移植就如黑暗旅途中最后的救赎，被医疗队提上了日程。经过全院上下几天的努力,这个首次大胆的创新治疗鼓舞了我们的士气,就如原本黑暗的死胡同突然打开了一扇充满光明的大门,黄奶奶回家或许有希望了!

肺移植还算顺利。从早上等到傍晚,因为有希望,等待的内心也变得平静。黄奶奶术后经历了低氧、急性排异、少尿等,所幸她都一一挺了过来,情况在慢慢好转,循环、氧合逐渐稳定,术后1周成功撤除 ECMO,多日来的阴霾终于消散了些许。

黄奶奶在那天上午醒来,距离那个气管插管后沉睡的日子已经过去1个多月了,不知她在黑暗中跋涉时是否感受到了我们的陪伴。刚刚醒来的她眼皮似有千斤重,眼神迷离灰暗,在大家的千呼万唤中撑不了太久。即便如此,黄奶奶醒来了!昏睡了1个多月的黄奶奶,在我们的眼里就如重生的天使,感觉那天隔离 ICU 的空气都冒着幸福的泡泡!

经历层层生命支持,又历经手术缓慢恢复的黄奶奶终于走上了漫长的康复之路。精神焦虑、谵妄,唯一能让黄奶奶安静配合治疗的"条件"就是与女儿视频。视频中,女儿不停地劝说和鼓励,诉说家里的情况:"爸爸已经解除隔离回家了,身体还好。你外甥女、女婿都挺好,我过几天就要生了,等着你回家来带娃。钱不用担心,国家给了很多很多帮助,你要为了我们,为了回家,努力配合治疗……"

目睹着她们母女间的交流,我感觉到的是一个平凡的老人对回家、对正常生活的强烈期盼,这是她坚持治疗、忍受千辛万苦的唯一动力。

然而,还没有等到黄奶奶撤离呼吸机,我就结束了我的抗疫工作,隔离后回家了。之后跟黄奶奶的女儿又有过几次联系,知道她平产生下了6斤3两的女娃,生产的时候表妹在照顾她。虽然经历了这么多的变故,但她却还不忘鼓励我:"会好起来的,国家、政府、医院这么好,我们一家都会好起来的,我妈妈会回家的……"

在经历颠簸坎坷的疫情之后,生活总会回归最初的模样。

在我脑海中,总有一个场景挥之不去。灶台上冒出大锅炖菜的浓郁香味,黄奶奶把菜一一端上桌,招呼大家吃晚饭,老伴在桌前端一杯酒,祝福全家平安。女儿、女婿带着外甥女乐呵呵地围坐在桌边,旁边的小小摇篮中,婴儿带着温柔的奶花香呼呼大睡……

这最平凡的岁月静好,是我们和他们一起经历千辛万苦想要呵护的日常生活,简单、温暖且弥足珍贵!

我们都是简单平凡的人，无论能与不能，我们都在一起艰难地前行。

（高春华）

点评

【读者】

这个故事围绕着黄奶奶感染新型冠状病毒后经历的一系列治疗展开，让人在为黄奶奶病情担心的同时，又为医务人员的敬业和专业所感动。此外，故事还介绍了黄奶奶的家庭成员在密接新型冠状病毒后被隔离，以及他们各自面对的困境和压力。原来只有经历过命运的跌宕才会懂得，简单的日常才是幸福生活的模样。

【医学生】

第一次真正看到新型冠状病毒肺炎患者的诊疗经历，仿若在黑暗中摸索前行，遁入黑暗又偶见亮光。层层的生命支持拖拽着黄奶奶的生命线。好在，黑暗甬道的尽头出现了光。这由无数医护人员、人民群众、政府与国家共同守护的平凡之光，足以闪耀这个时代。

【医生】

一场疫情突如其来，来势汹汹，令人始料不及。一场与新型冠状病毒的守卫战争打响，医护人员正是这场战争中冲锋在前的一线战士。在疾痛面前，活着和健康才显得无比珍贵；在生死离别面前，才发现一家人齐齐整整地生活在一起，岁月静好是人生追求的终极目标。正是如此，守护健康也是我们医务人员工作价值的体现。

我就想他开开心心的

○ **导言** ●

　　"我就想他开开心心的。"这是一个很简单的愿望,但我在听到的那一刻,突然想要记录下这份感动。

　　在医院这个充满悲欢离合的地方,有迎接新生命的欣喜若狂,也有亲人离世的撕心裂肺,其中不变的是身边人默默支持的温暖……老方两口子正是医院中的一角缩影。

▷▷▷▷▷▷▷▷

　　那天午后,阳光很好,病区显得有些安静,我轻轻推开房门,顺着病床上方的床号,很快找到今天的新入院患者老方。他的病床靠近房门右手边,是离门最近的位置。第一眼望过去时,他正侧躺在病床上摆弄着手机,不知是看到什么有趣的内容,他笑出了声,举着手机与一旁清洗水果的妻子分享,逗得她也笑了起来。

　　"看上去精神状态真不错。"我心想,说实话,这在病区很少见。

　　我上前跟老方一家打了招呼,提出想要了解一下相关病史。老方笑着点头,将手机放好,一边招呼妻子去柜子里拿检查资料,一边缓缓说道:"最开始的时候啊,我就是感觉肚子不太舒服,肚脐这边老是疼,就到我们那儿的人民医院去做了检查……"

　　1 个多月前,老方逐渐感觉脐周疼痛不适,起初没怎么在意,但疼痛症状反反复复,因为担心,所以还是到院就诊了。当地医院完善检查后考虑胰腺占位,于是做了开腹胰腺次全切术。术后病理提示:胰腺多形性癌(大小 2 厘米×1 厘米×1.5 厘米,中分化腺癌 50%,巨细胞癌 50%),局灶侵犯被膜脂肪组织。老方术后恢复良好,未见明显不良症状,没多久便出院了。

　　1 天前,老方听从出院时的医生建议,再次去医院进行术后复查,结果腹部

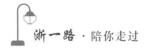

CT 提示胰体尾部区包裹性积液,考虑胰瘘,需要进一步诊治,于是来了我院。

"出院的时候,医生是帮我把引流管拔了的……"老方边说边撩起一侧病号服,露出腹部,"结果这个口子啊,渗出来的水还挺多,盖在上面的纱布都湿透了,还在往外渗,多的时候外面的衣服都往下滴水!没办法,去换药的时候医生就给我贴上了这个造瘘袋,真是麻烦。"老方说着,用手拨弄了一下造瘘袋,看上去有些低落。

衣服掀开了大半,肉眼看去腹部并不隆起,1 个多月前的术后瘢痕清晰可见,左下腹有一造瘘袋紧密贴着,袋中可见少量灰绿色的浑浊液体。

"没事,咱不是来医院了嘛,肯定能解决的,咱一步步来。"老方妻子在一旁说道,似乎并不怎么担心,把洗好的水果递了过去,"来,吃水果,刚才午饭你就没怎么吃……"

我在一旁梳理刚问到的病史情况,听着夫妻二人絮絮叨叨说着话,没多久,气氛便如我刚进来时一样轻松。笑着跟夫妻俩道别,我起身准备离开病房,老方妻子忙拿起水壶:"刚好我去打个水,麻烦医生你指个路。"说着跟我一起走出病房。

关上房门,我正要指个方向给她,就见她抬手抹了抹眼角,说道:"没事,医生,我知道开水房在哪儿……我就是想出来……总不能让他看到……谢谢你了,医生。"午后的病区过道人并不多,她深吸几口气把情绪压下,擦干脸上的泪水与我道别,提着水壶渐渐走远……

结合老方的病史及相关检查结果,我们初步考虑存在胰腺癌术后胰瘘。于是,住院期间对老方进行了胰腺置管引流。住院 1 周余,老方病情好转,后续治疗则需在肿瘤科进行。

当天晨间查房,得知能出院回家的老方显得比平时更高兴几分,和妻子一起收拾着行李。我将出院记录递给了他们,老方妻子笑着接过,认真听着出院后的注意事项。见我说完准备离开,她起身与我一起走出病房,顺手带上了房门。

她手里还攥着刚接过的出院小结,低声对我说道:"这段时间谢谢你们了,老方后面的治疗,我们打算回老家那边,离家近些……他也能高兴些……我就想他开开心心的……"

"我就想他开开心心的。"简单的一句话,却让人鼻头发酸。

（黄罗楚　贾俊君）

点评

【读者】

原本一个幸福的家庭、一对恩爱的夫妻,遭遇了"胰腺癌",术后又有"胰瘘",真是祸不单行。老方的爱人很体贴,每次伤心难过都背着老方,找个借口出来,怕自己的情绪会增加老方的心理负担。在疾病面前,她已无能为力,唯一能做的就是陪着老方,让他高兴些、开心些。"相濡以沫"也不过如此了。

【医学生】

病魔无情,人有情。老方是不幸的,胰腺癌加上胰瘘,让病情雪上加霜;老方又是幸运的,伉俪情深,恩爱如初。疼痛让人刻骨铭心地感受活着,而爱让人真心实意地感恩活着。

【医生】

"医学之父"希波克拉底曾说医学的三大法宝是语言、药物和手术刀。临床工作的核心就是关注患者,而倾听则是关注患者的有效方式。倾听患者的故事,从而认识、吸收、解释并被患者疾病故事感动,这是一种能力,有望弥合技术与人性的鸿沟。

手外科的少女

导言

　　为了准备病例汇报,我在微信电话里向丁老师询问汐墨瞳(化名)的治疗方案,丁老师详细讲解直接截肢和腹部带蒂皮瓣术的过程及其利弊后,忽然问了一句:"如果你是她,会选择哪一种呢?"

　　我清晰地记得那一刻犹如被高压电触击随即贯流全身的感觉。我在电话这头沉默了很久,最终也没给出答案。于是,我开始怀着"如果我是她"的心情,主动与汐墨瞳交流。之后,我们慢慢熟络起来。

　　人生难免要面临选择,可有时偏偏所有的选项都难以让人接受——这就是汐墨瞳在她 18 岁那年的暑假所遇到的一道难题。当然,后来我也反复思考过这个问题,得出的答案只有:"认真过好自己的今天,坦然迎接未知的明天。"

　　在手外科实习的第一天下午,我第一次见到了汐墨瞳。

　　3 床靠窗,而汐墨瞳在离窗最远、离门最近的 1 床。午后灿烂的阳光穿过两层隔帘照到 1 床时已是昏黄。昏暗的光线、凝滞的空气中,汐墨瞳一动不动地半坐在床上,严密包扎的双手自然垂于身侧。凑近看,她身材窈窕,面容姣好,与我对视的一瞬,她流露出些许淡然的神情。

　　问诊前,病历系统对汐墨瞳的记录只有寥寥几笔——女,18 岁,双手烫伤。

　　看到她淡然的目光,我猜她的烧伤并不严重,估计最多 Ⅱ 度吧(烧伤分度:烧伤 Ⅰ 度累及表皮浅层,3～7 天愈合;烧伤 Ⅱ 度累及真皮,1～2 周愈合)。但是,为什么会收住到手外科呢?我猜大概是另外有受伤,合并肌腱损伤吧。我结束了自己的揣测,开始询问她受伤的经过。

汐墨瞳用无比平静的语气讲述了那段经过。高考结束后的暑假空闲,她想着可以补贴些家用,于是去奶茶店打工。那天不巧,封口机坏了,发动不起来,自己便徒手修理,结果指头被压了。我问她现在还痛么,她答不痛。简短的问诊结束后,我回到示教室写大病历。

后来的两三天,我才弄清楚了汐墨瞳的病情。

关于病因,是护士长来示教室聊起的:"她把手指头伸进封口机试图徒手修好机器,结果封口机突然运作,高温的一面压下来,紧紧夹牢她的手指,手指无法抽离,足足烫了五六分钟。""这是热压伤。"丁老师告诉我。徐老师也修正了我的诊断,烫伤(右手示、中、环指,Ⅳ度;左手示、中指,Ⅱ度)(烧伤分度,Ⅳ度指除皮肤的全层烧伤外,还有皮下脂肪、骨骼和肌肉受到损伤)。

我从未见过真正的Ⅳ度烫伤。

我还来不及回忆课本上对Ⅳ度烫伤的描述,便被规培学长喊去协助换药。

纱布被一层一层小心翼翼地揭开——尽管这个过程很慢,但手指完全露出的瞬间还是让我猝不及防。我至今仍清楚地记得那个场景——然而那场景又着实无法用语言描述。

我到底还是不够坚强,无法直面那一刻心底的震撼。

"对于她这样一个小姑娘,与其移植皮瓣保留更多的功能,不如直接截掉坏死的指节装假肢,这样手指会更好看,小姑娘也会少些自卑感。"骥华老师这么说。"她还那么年轻,肯定很难接受……"护士长和骥华老师先后和我提起,"1床小姑娘年龄和你差不多,没事多去找她聊聊天吧。"

我不擅长聊天,尤其不知道如何跟一位患者聊天。那时,我又正好在准备一个病例展示的PPT,于是索性带着笔记本电脑,简单和汐墨瞳打了招呼之后便坐在她的床边,试图用电脑掩饰内心的忐忑。我做了几页PPT,又总觉得应该聊点什么。

踌躇之际,我听到汐墨瞳轻声叫我:"姐姐。"

我想起,第一次问诊时,她也是这么叫我的。那一瞬间,我们之间交流的壁垒被打破了。

我们聊了很多很多,聊她高中时的生活,聊我的大学生活。聊着聊着,聊到组里的老师,她唤徐老师"胡子哥哥",说丁老师是"最帅的丁医生",称骥华老师"手最好看"。说到这里,她露出了一丝落寞的神情,感慨自己以后不能写字了。我说你还有时间练习,一直练到左右开弓。她沉默地看着手上厚厚的纱布,未置可否。忽然她又说,以后大概不会有男孩子追她了吧。我合上电脑,看着她明亮的眼睛说:"会有的,连同你的不完美一起爱着的才是真正爱你的人。"我又凑近了些,说:"何况你还这么漂亮!"她低下头,不好意思地笑了。

第一次清创术的前夜,她说:"姐姐,我要彻夜不眠了。"我说:"即使你夜不能寐,也要勇敢地面对明天。"

风吹动了窗外的云,皎洁的月光斜斜地穿过隔帘,映在她月牙儿一般朦胧的眼睛里。

1 周之后,她接受了腹部带蒂皮瓣术。恢复的过程很漫长——由于整条胳膊动弹不得,即使躺着休息对她来说也极为辛苦,更不要提日常起居。本就瘦弱的她,因为药物副作用,胃口变得更差了,我索性一有机会便从食堂打包饭菜回来,趁着她的饭点,来她床前陪她一起吃。有一次,她的外婆送来了亲手煮的汤面,她虽然没有食欲,但还是非常开心地和我分享了这份爱的晚餐。

我要出科了,她出院却还遥遥无期。离开前,我和她互加了微信。

"出院前告诉我,我来看你。"我和她这样说,希望她多些盼头。

转眼 1 个月过去,汐墨瞳准备二次手术了。手术正好排在中午,不用请假,我跑去手术室参与了她的手术。看到我的那一瞬间,晶莹的泪珠像断了线的珍珠,不断地从她的眼角滑落。我条件反射地伸进口袋去摸纸巾,却忽然发现进手术室前已经换了衣服,只能手忙脚乱地从抽屉里翻了纱布替她拭泪。后来在手术台上,汐墨瞳睡着时,大家聊起这个感性却又坚强的姑娘,聊到她为什么在术前落泪。骥华老师说:"这是她人生中的大事,在她心里是十分壮烈的。何况她还只是一个刚满 18 岁的孩子。"我十分认同。

汐墨瞳常常和我说:"姐姐,谢谢你,要不是你经常来看我,我真的好无聊,你和我解释了很多东西,我心里也真的踏实好多。"而我又何尝不是呢?汐墨瞳不知道,在那段对我来说充满了挑战的忙碌日子里,我因为她的陪伴,想通了很多道理。人生有太多不可预料的意外,我们能健康活着已很幸运。人生际遇不可求,只要尽力即可。

后来我也时常去看她。上次见到她时,她已换到了靠窗的 35 床。

午后的阳光斜斜地洒落在她秀气的脸上,脸颊上增了两抹红晕,乌黑的发丝被映照成温暖的橙黄色,金灿灿的阳光亦晕染了她的轮廓。看到我的一瞬,她的脸上多了份欣喜。旋即我看到了她的右手——这次纱布并不厚重,每根手指分开包扎着,那 3 根手指相较正常短了一截已是显露无遗了。正当我想该如何避开这个话题,视线如何避开她的右手时,她却主动抬起右手,无所谓地在我面前晃了一晃,说:"我已经不怎么难过了。"

汐墨瞳和我说，她情绪依然会没有道理地忽然跌落低谷。手术周对她来说真的很难熬。但熬着熬着，突然又开朗了，好像一切都过去了，就像这阳光，可能被云层遮蔽，可能在地球背面，但总有些时刻，它会照耀在这天地之间。

午休时间到了，隔壁床的患者已经躺下，我们不再说话，不约而同地看向窗外。帘子上的镂空花纹里有光柱穿过，混在氤氲的空气中，仿佛满屋停落着蝴蝶。

良久，我轻声说："我给你写一个故事吧。你想取什么化名？"

"汐墨瞳。"她如是说。

（刘灵珊　贾俊君）

点评

【读者】

一个"不擅长聊天，尤其不知如何跟一位患者聊天"的医学生，竟然取得了患者的信任，并建立了友情，这与真诚地对待患者、关爱患者是离不开的。作者在叙述汐墨瞳病情进展的同时，插进去很多自己的感想和反思，让人感受到了医患之间那浓浓的人情味儿。

【医学生】

医学生的成长是离不开患者的，不仅仅是在诊疗实践中巩固知识，更是在与一个个患者打交道中，懂得人文关怀。我们常说"总是去安慰"，但就算看起来最简单的"安慰"二字，也不是简单的活，要让安慰卓有成效，更是难上加难。文中的实习生给我们做了很好的榜样，她用温柔与陪伴给汐墨瞳带去了力量，也在这段难能可贵的友情中，收获了自身的成长。

【医生】

对于医患关系，我们每一个人都有责任和义务去做出改变。理想对策是改变医患双方主体，形成"医患共同体"。一方面，通过叙事医学提升医务人员的人文素养，实践医学人文关怀，赢得医患互信；另一方面，通过医学科普改变患方（民众）关于健康素养和医学的观念。

加油,未来守护者们

导言

　　"小杰斯(化名),你来透析了,最近学校发生什么有意思的事了吗?待会跟姐姐讲讲。"我是浙大一院血液净化中心的护士小双(化名),每次见到小杰斯来做透析,就像见到放学回家的弟弟一样亲切。小杰斯是一个阳光爱笑的 14 岁男孩。2020 年 5 月的一天,初一的小杰斯在家中上网课时,爸爸妈妈发现他手抖,因此带他到浙江省儿童医院就诊。很不幸,小杰斯被诊断为尿毒症,需留置长期血透导管进行维持性血透。2020年 11 月,小杰斯来到浙江大学医学院附属第一医院做肾移植,但很遗憾,由于移植肾无法建立正常的血供,移植失败了。接下来,对小杰斯而言,每周 3 次的血液透析是延续生命的常规治疗方案。小杰斯是我们整个病区年龄最小的患者,科里的医务人员总会对他倾注更多的爱和关注。

1. 怀有英雄梦的小杰斯

小杰斯是我对这个 14 岁男孩的特别称呼。

与大多数处于青春期的男孩子一样,小杰斯酷爱打游戏。每周透析 3 次,每次大约持续 4 小时。有时候,小杰斯会躺在病床上一边透析,一边打着游戏。

小杰斯偷偷告诉我:"姐姐,我两个号都是王者段位,你要是喜欢玩儿,我带着你打。"

我笑着回答:"你在游戏里穿着战袍守护着城市,我在现实中穿上白大褂守护着你呀。我穿越进游戏了,患者们可就没人照顾了。"

在平时的病情观察中,我发现一个问题,小杰斯在打游戏时,心率有时会飙到 110～130 次/分钟。因此,我决定限制小杰斯玩游戏的时间:"小杰斯,我作为现实中的白衣战士,有义务保护好我的患者,你打电竞游戏心率飙升,透析期间这样可不安全。所以,从现在开始,在透析时,你最好别打游戏。你可以看书,如果忍不住想打游戏,我可以给你提供俄罗斯方块儿游戏机,挺好玩的,姐姐从小到大都喜欢。"

杰斯是《英雄联盟》中的未来守护者。在游戏中,杰斯是一位天才发明家,他用自己的力量、勇气和出众的智慧守护着他的故乡,被人们视为英雄。青春期的男孩大多有英雄梦。小杰斯喜欢《英雄联盟》游戏,在游戏中,他仿佛摆脱了疾病的束缚,化身未来守护者——杰斯,保护着进步之城中的每一个人。在现实中,生病后的小杰斯被爸爸妈妈、病区的医生护士哥哥姐姐、病友叔叔阿姨们关心爱护,被爱包围的小杰斯对未来充满了期待和希望,他曾经对我说:"姐姐,等我长大了,我想成为电竞开发工程师或者职业电竞选手。"

我鼓励他:"听起来很不错哦! 不想成为游戏开发工程师的进步之城守护者,不是好的职业电竞选手,对不对?"

我在血液净化中心工作多年,为了建立更融洽的护患关系、保障护理工作的顺利开展,在业余时间我喜欢学习心理学知识。面对这个青春期的大男孩,我想尽办法提高小杰斯长期透析期间的依从性。

以前我认为电竞游戏选手就是沉迷网络游戏的人。后来经过学习,我了解到电子竞技属于体育运动项目,是在信息技术营造的虚拟环境中,有组织进行的人与人之间的智力对抗。在电子竞技中,成员的思维能力、反应能力、心眼四肢协调能力、大局观、意志力,以及团队协作精神,决定着竞技的胜负,这是一项融合现代科技的体育运动,而不是让人沉迷的网络游戏。

对新知识的不断学习让我更加理解小杰斯成为电竞开发工程师/职业电竞选手的理想,而反过来,小杰斯也更加信任我。

2. 小杰斯,我们都是你的朋友

刚来到血液净化中心时,为了让小杰斯尽快适应环境,我们把小杰斯安排在透析治疗 10 年、自我健康管理意识很强的张阿姨身边。张阿姨给小杰斯讲述自己 10 年来的透析经历和内心感受,鼓励小杰斯以平常心看待疾病。病区很多患者与医务人员都熟悉得如亲人一般,有些患者在肾移植或透析期间,身体状态良好,结婚生子,家庭幸福美满。每次跟患者讲述这些自我健康管理效果极佳的患者,我都能从患者的眼睛中看到憧憬未来的光芒,感受到信任的力量。这种来自患者的信任和被患者需要的使命感,一直是我朝着优秀的血液透析专科护士持续努力的强大外驱力。

病友的正面支持对患者的心理建设具有十分积极的作用,同病相怜,老病友告诉新病友的往往都是积极的一面。对那些迎接疾病挑战的患者们而言,病友之间的互助不仅是漫漫寒夜里的抱团取暖,每位自我健康管理良好的患者更是在为新病友树立榜样。而对小杰斯这样的小患者,张阿姨这样的榜样就意味着看得见、摸得着的希望。这种精神上的鼓舞和互动,有时比掌握疾病知识更重要。每位尿毒症患者都不是在孤军奋战,在战胜疾病的道路上,家人、病友、医生、护士都是他们强大的盟军。

3. 从"疾病知识缺乏"到"健康管理小学霸"

小杰斯来到血液净化中心的第一天,我们在对小杰斯进行健康评估时,意识到一个很大的问题——疾病知识缺乏。虽然小杰斯在外院做过 2 个月透析治疗,但是对"干体重""正常血压值"这些最基础的自我健康管理知识一无所知。

我下定决心要让这个"小学渣"成为"健康管理小学霸"。在前几次透析时,我给小杰斯发放一些知识宣教材料,并且手把手地教他计算透析期间体重变化,一遍遍地教他使用健康管理小程序"高钾饮食大全""高磷饮食大全"查询食物中的钾、磷等成分。

逐渐地,小杰斯成为自我体重管理和饮食计划的主导者,最终,他完全掌握了体重管理监测和饮食成分计算。目前,在健康教育工作中,我只需要核对小杰斯的体重计算结果是否正确,观察其自我饮食管理效果即可,我鼓励他:"你现在已经是真正的健康管理小学霸了,真棒!"

随着医学模式和人们健康观念的转变,患者在就医时不再满足于被动地接受治疗、护理,他们更渴望学习更多的关于疾病的知识进行自我健康管理。在临床工作中,我意识到,系统化整体护理模式更加符合慢性病患者的健康需求。如何通过患者喜闻乐见的方式来传授疾病知识?如何调动患者参与自我健康管理的积极性?如何增强患者的健康管理意识和能力?临床工作中的这一系列实际问题,对护士的健康教育能力提出了很高的要求。护士作为健康管理者,将患者视为健康教育的中心和主体,从整体入手,不仅要注重患者的求知意愿、需要、情感,而且要结合患者的生理、心理、社会文化背景。

在多年的临床实践中,面对不同的患者,我总结的普适性经验就是"专业知识扎实,全面了解患者,真诚帮助,尊重关心"。我相信,患者能从医务人员身上感受到真诚和关爱,而我也总能体会到来自患者的认可和信赖。

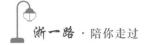

4. 来自社会支持的力量

小杰斯的父母目前已经退休,爸爸妈妈有充足的时间在孩子透析期间全程陪护。在现有的医保政策下,小杰斯每个月的透析费用报销后自费约 150 元,透析治疗费用并没有给家庭带来过重的经济压力。

谈到孩子的未来,爸爸认为孩子现在还很年轻,期待能够有合适的机会进行下一次的肾移植。至于孩子的学业,小杰斯刚升入初中三年级,中考将是其人生中的第一个学业转折点。小杰斯虽然因为生病住院落下了很多课程,在学习上比较吃力,但是他是一个乐观积极的孩子,他希望在身体许可的情况下多学点知识。

作为一名血液净化中心临床一线护士,我见证了很多患者从患病到读大学、工作、结婚、生子的人生重要时刻。随着医疗水平和经济条件的提高,长期透析的尿毒症患者得的是一种慢性疾病,而不是绝症,护士在患者的漫长治疗过程中所扮演的角色不仅是健康管理者,更是患者重大生命历程的见证者和人生美好目标的守卫者。

5. 加油,未来守护者们

像往常一样,我们穿着干净利落的白大褂,穿梭在血液净化中心,守护着病区中的每位患者。

真诚地祝福这个大男孩,健康快乐,长大后实现自己的理想,让更多人认识杰斯这样的"未来守护者"。

(黄晓霜　朱帅)

点评

【读者】

喜欢小双护士,做事细心、专业,以及她时刻把患者放在心上,润物细无声的科普宣教。医患关系其实就是人与人的关系,而与患者共情,可以获得患者的信任、提高工作效率、拉近医患关系,还可以更好地为患者服务。一举四得,何乐而不为呢!

【医学生】

慢病管理,是"授人以鱼不如授人以渔",而不是"赶鸭子上架"。对小杰斯这样的小患者,小双也给予了充分的尊重和鼓励,耐心地教会他如何进行自我健康管理。在患者的积极性和主动性被调动后,我相信慢病管理可以做到事半功倍。

【医生】

小双工作细致,观察入微,对患者关怀备至,不仅从治疗上为患者提供优质的医疗服务,还关心着患者的心理健康,并给予家人般的照护,同时还不断地给小杰斯希望和鼓励。对慢病患者来说,能看得到、摸得着的希望与疾病治疗同样重要。